U0741628

疑难杂症效验秘方系列

脱 发
效验秘方

总主编　张光荣

主　编　王万春

中国医药科技出版社

内 容 提 要

本书精选脱发验方数百首，既有中药内服方，又有针灸、贴敷等外治方；既有中医名家经验方，又有民间效验方。每首验方适应证明确，针对性强，疗效确切，患者可对症找到适合自己的中医处方。全书内容丰富，通俗易懂，是家庭求医问药的必备参考书。

图书在版编目（CIP）数据

脱发效验秘方 / 王万春主编 . —北京：中国医药科技出版社，2014.1

（疑难杂症效验秘方系列）

ISBN 978-7-5067-6456-8

Ⅰ . ①脱… Ⅱ . ①王… Ⅲ . ①秃病 – 验方 – 汇编

Ⅳ . ① R289.5

中国版本图书馆 CIP 数据核字（2013）第 256085 号

美术编辑 陈君杞

版式设计 郭小平

出版 中国医药科技出版社

地址 北京市海淀区文慧园北路甲 22 号

邮编 100082

电话 发行：010-62227427 邮购：010-62236938

网址 www.cmstp.com

规格 710×1020mm $^1/_{16}$

印张 9 $^3/_4$

字数 147千字

版次 2014年1月第 1 版

印次 2024年4月第 4 次印刷

印刷 大厂回族自治县彩虹印刷有限公司

经销 全国各地新华书店

书号 ISBN 978-7-5067-6456-8

定价 **19.80 元**

本社图书如存在印装质量问题请与本社联系调换

《脱发效验秘方》

编委会

主　编　王万春

副主编　章念伟

编　委　毛文丽　张世鹰　徐小港

　　　　严张仁　李　颖　易　军

前言

昔贤谓"人之所病，病病多，医之所病，病方少"，即大众所痛苦的是病痛多，医者所痛苦的是药方少。然当今之人所病，病病更多；当今之医所病，不是病方少，而是病效方少。故有"千金易得，一效难求"之憾。

《内经》云："言病不可治者，未得其术也"。"有是病，必有是药（方）"，所以对一些疑难杂症，一旦选对了方、用对了药，往往峰回路转，出现奇迹。

本套"疑难杂症效验秘方系列"包括肺病、肝胆病、肾病、高血压、中风、痛风、关节炎、肿瘤、甲状腺病、妇科疾病、不孕不育、男科疾病、骨关节疾病、脱发、皮肤病等，共计15个分册。每分册精选古今文献中效方验方数百首，既有中药内服方，又有针灸、贴敷等外治方。每首验方适应证明确，针对性强，疗效确切，患者可对症找到适合自己的中医处方，是家庭求医问药的必备参考书。

需要说明的是，原方中有些药物，按现代药理学研究结果是有毒副作用的，如川乌、草乌、天仙子、黄药子、雷公藤、青木香、马兜铃、生半夏、生南星、木通、商陆、牵牛子，等等，这些药物尤其是大剂量、长时间使用易发生中毒反应。故在选定某一验方之后，使用之前，请教一下专业人士是有必要的！

本套丛书参考引用了大量文献资料，在此对原作者表示衷心感谢！最后，愿我们所集之方，能够解除患者的病痛，这将是我们最为欣慰的事。

总主编　张光荣

2013 年 10 月

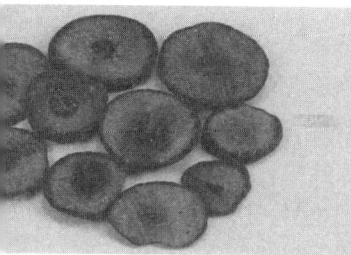

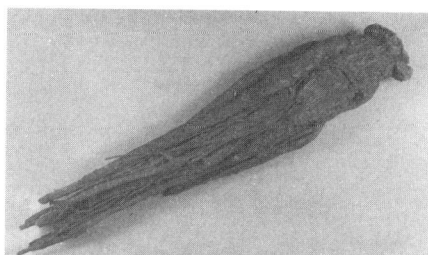

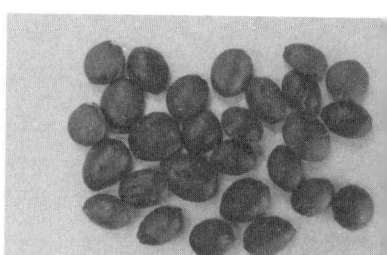

目录

第一章 斑 秃

第一节 内服方 ……………（2）

养血祛风生发汤 …………（2）

解郁活血汤 ………………（2）

保真生发汤 ………………（3）

加味小柴胡汤 ……………（4）

加味五子衍宗丸 …………（4）

首乌生发饮 ………………（5）

补中益气生发汤 …………（5）

加味六味生发汤 …………（6）

神应养真丹 ………………（7）

生发丸 ……………………（7）

加味六味地黄汤 …………（8）

灵丹片 ……………………（8）

秃顶生发灵 ………………（9）

养血生发丸 ………………（10）

滋水养颜宝 ………………（10）

补肾生发丸 ………………（11）

生发汤合氦氖激光 ………（11）

补骨脂生发汤 ……………（12）

斑秃丸 ……………………（13）

补肾和血方 ………………（14）

丹栀逍遥散 ………………（14）

活血补肾合剂 ……………（15）

六味地黄汤合四物汤 ……（16）

养血活血汤 ………………（16）

松针滋肾生发汤 …………（17）

补肾活血驱风汤 …………（18）

益发口服液 ………………（18）

荣生汤………………………（19）

芪贞颗粒 …………………（20）

调补生发汤 ………………（20）

首乌生发饮 ………………（21）

益气养阴生发汤 …………（22）

大补元煎 …………………（22）

清燥救肺汤 ………………（23）

加味补阳还五汤 …………（24）

黑发再生丸 ………………（24）

七宝美髯丹加味 …………（25）

养血生发汤 ………………（26）

加味二至丸 ………………（27）

归乌合剂 …………………（27）

滋养生发汤 ………………（28）

1

首乌方 …………………… （29）

桑椹生发汤 ……………… （29）

益肾养血汤 ……………… （30）

富氏验方 ………………… （30）

速效生发丸 ……………… （31）

补肾生发丸 ……………… （32）

生发丸 …………………… （32）

第二节 外治方 ………………… （33）

一、外搽剂 ………………… （33）

生发灵 …………………… （33）

生发擦剂 ………………… （34）

雷公藤合剂 ……………… （34）

复方丹参酊 ……………… （35）

生发精搽剂 ……………… （35）

魏氏外用擦剂 …………… （36）

生发透剂 ………………… （36）

双花二乌酊 ……………… （37）

中药外搽合剂 …………… （37）

斑秃药酒 ………………… （38）

补骨脂酊 ………………… （38）

活血生发酊 ……………… （39）

两叶生发酊 ……………… （39）

三仙生发酊 ……………… （40）

复方桑白皮酊 …………… （40）

养血生发擦剂 …………… （41）

二、针灸疗法 ……………… （42）

局部围刺法 ……………… （42）

合谷刺法结合局部注射

………………………… （42）

梅花针结合生姜 ………… （43）

梅花针合穴位注射 ……… （44）

壮医药线点灸疗法 ……… （45）

围刺配合隔姜灸 ………… （45）

第三节 综合疗法 ………… （46）

四物生发汤合斑秃酊 …… （46）

四物汤加味合复生酊 …… （47）

生发糖浆合香桂酊 ……… （48）

滋肾生发汤合生发酊 …… （48）

补肾生发汤合生发酊、梅花针

………………………… （49）

斑秃汤合侧柏酊 ………… （50）

补益脾肾生发汤合皮肤针

………………………… （51）

首乌桑椹生发汤合梅花针

………………………… （51）

养血解毒丸合梅花针 …… （52）

生发汤合生姜片外搽 …… （53）

斑秃丸合斑秃酊 ………… （53）

首乌生发合剂合复方补骨脂酊

………………………… （54）

七宝美髯汤合生发酊、皮肤针

………………………… （55）

七宝美髯汤合丹红生发酊、

梅花针 ………………… （56）

养发汤合火针疗法 ……… （56）

补肾养血生发汤合梅花针

………………………… （57）

当归补血汤合斑秃搽剂

………………………… （58）

滋脾养发汤合皮肤针 …… （59）

化瘀生发汤合皮肤针 …… （60）

养血生发汤合柏叶生发酊

………………………… （60）

调气养血生发汤合生发酊

………………………… （61）

生发汤合松艾汤 ………… （62）

生发汤内服外搽 ………… （63）

异功散加味内服外用 …… （64）

首乌生发汤加味合生发酊

………………………… （64）

补肾生发丸合鸡血涂头法

……………………………… （65）

通窍活血汤合消斑酊 …… （66）

补肾养血生发丸合益气活血

生发精 …………………… （67）

首乌生发丸合三味生发酊

……………………………… （67）

生发醋合丹参穴位注射

……………………………… （68）

梅花针叩刺合养血生发酊

……………………………… （69）

针刺合柏叶生发酊 ……… （69）

加味当归饮子合生发酊

……………………………… （70）

第二章　脂溢性脱发

第一节　内服方 …………… （73）

除湿生发汤 ……………… （73）

固肾生发汤 ……………… （73）

桂枝加龙骨牡蛎汤 ……… （74）

楂曲首乌方 ……………… （74）

三仁汤 …………………… （74）

健脾养血生发汤 ………… （75）

生发汤 …………………… （75）

养血通络生发汤 ………… （76）

滋肾养血生发汤 ………… （76）

复方侧柏汤 ……………… （77）

二至四物汤 ……………… （77）

薏苓祛湿生发汤 ………… （78）

乌柏芎芷生发汤 ………… （78）

生发灵 …………………… （79）

复方茵陈汤 ……………… （79）

温卫补血汤 ……………… （80）

清肺生发汤 ……………… （80）

雷乳汤 …………………… （80）

黄芪建中汤 ……………… （81）

通窍活血汤 ……………… （81）

桃红四物汤 ……………… （81）

麦门冬汤 ………………… （81）

竹叶黄芩汤 ……………… （82）

竹叶汤 …………………… （82）

地黄汤 …………………… （82）

人参养荣汤 ……………… （83）

二陈汤 …………………… （83）

敛液生发汤 ……………… （83）

祛脂生发饮 ……………… （84）

祛湿健发饮 ……………… （84）

天麻钩藤饮 ……………… （85）

周氏生发饮 ……………… （85）

吴氏生发饮 ……………… （86）

一味茯苓饮 ……………… （86）

鹿角丸 …………………… （86）

双柏丸 …………………… （86）

当归天麻丸 ……………… （87）

白术泽泻方 ……………… （87）

生发一号丸 ……………… （87）

防风蔓荆子丸 …………… （88）

芝麻首乌杞子丸 ………… （88）

六味地黄丸 ……………… （88）

神应养真丹 ……………… （88）

除脂生发片 …………… （89）

楂曲平胃散 …………… （89）

加味四妙散 …………… （90）

秀发美容散 …………… （90）

脱发再生散 …………… （91）

五苓散 ………………… （91）

参苓白术散 …………… （91）

黄芪异功散 …………… （92）

千莲合剂 ……………… （92）

肺热脱发方 …………… （92）

常青糖浆 ……………… （93）

肝肾膏 ………………… （93）

生发酒 ………………… （93）

柏油生发蜜 …………… （94）

活血生发散 …………… （94）

祛湿健发汤 …………… （94）

益发Ⅰ号方 …………… （95）

第二节　外治方 ………… （95）

一、外搽剂 ……………… （95）

喻氏外洗Ⅰ号 ………… （95）

喻氏外洗Ⅱ号 ………… （95）

四黄洗剂 ……………… （96）

首乌椰树枝洗剂 ……… （96）

洋七味煎剂 …………… （96）

脱发洗剂 ……………… （97）

舒发康洗剂 …………… （97）

脱发外洗方 …………… （98）

脂秃洗发剂 …………… （98）

透骨草水洗剂 ………… （98）

山豆根洗方 …………… （99）

桑白皮洗方 …………… （99）

复方人参叶 …………… （99）

白芷水洗剂 …………… （99）

透骨草外洗液 ………… （100）

透骨草方 ……………… （100）

沈氏透骨草洗剂 ……… （100）

龚氏透骨草洗剂 ……… （101）

脱脂水剂 ……………… （101）

海艾汤 ………………… （101）

生发合剂 ……………… （101）

五黄柏矾汤 …………… （102）

脱发熏洗方 …………… （102）

硼砂洗剂 ……………… （102）

抗头屑洗剂 …………… （103）

滋发液 ………………… （103）

固发汤 ………………… （103）

洗头粉 ………………… （103）

木贼外洗方 …………… （104）

柳枝旱莲鸡屎藤汤 …… （104）

侧柏松毛煎 …………… （104）

萌发酊 ………………… （104）

宋氏生发酊剂 ………… （105）

徐氏生发酊 …………… （105）

桑白皮酊 ……………… （106）

防脱生发灵 …………… （106）

清化活血酊 …………… （106）

消风生发酊 …………… （107）

鬓发堕落令生长方 …… （107）

脱发再生剂 …………… （108）

闹羊生发酊 …………… （108）

生发灵 ………………… （108）

香菊酒 ………………… （109）

冬虫夏草酒 …………… （109）

生发酊Ⅰ ……………… （109）

生发酊Ⅱ ……………… （110）

斑蝥骨碎补酊 ………… （110）

生姜牛黄酊 ……………（110）

百部酒 ………………（110）

红花生发酊 …………（111）

柏叶生发酊 …………（111）

生发酒 ………………（111）

人参生发酊 …………（112）

蛇床治脱方 …………（112）

当归精油 ……………（112）

柏枝油 ………………（113）

香芎油 ………………（113）

浸油 …………………（113）

延年松叶膏 …………（113）

五味子膏 ……………（114）

润肌膏 ………………（114）

白屑膏 ………………（114）

蔓荆子膏 ……………（115）

滋荣散 ………………（115）

洗发菊花散 …………（115）

令发不落方 …………（116）

凤凰衣敷方 …………（116）

双黄散 ………………（116）

脂溢性脱发方 ………（116）

干洗头方 ……………（117）

复方薄荷醑 …………（117）

四白生发搽剂 ………（117）

皮脂搽剂 ……………（118）

芦荟汁 ………………（118）

二、针灸疗法 …………（118）

穴位嵌针埋藏法 ……（118）

梅花针叩刺 …………（119）

头三针法 ……………（120）

穴位注射方 …………（120）

放血生发方 …………（121）

毫针治发方 …………（121）

指针治发方 …………（121）

艾灸治发方 …………（121）

第三节　综合疗法………（122）

生发汤合祛风除湿外洗方

…………………………（122）

中药搽剂合穴位按摩 …（122）

除脂生发汤合生发酊、梅花针

…………………………（123）

治秃生发饮合旱莲二骨酊

…………………………（124）

止溢生发丸合中药外洗

…………………………（124）

乌须生发汤内服并外用熏洗

…………………………（125）

唐氏脱发外洗液配合中药

内服方 ……………（125）

韩氏外洗内服方 ……（126）

梅花针叩刺合药物外用

…………………………（126）

耳穴贴压合针刺 ……（127）

第三章　脱发食疗方

第一节　茶饮方…………（130）

首乌熟地枸杞蜜饮 ……（130）

熟地白芍首乌蜜饮 ……（130）

当归白芍首乌蜜饮 ……（130）

当归黄精侧柏叶蜜饮 …（131）

首乌芝麻黑豆饮 ………（131）

木瓜旱莲草蜜饮 ………（131）

丹参红花白芷蜜饮 ……（131）

二妙蜂蜜饮 ……………（132）
绿茶辛夷蜜饮 …………（132）
茯苓菊花茶 ……………（132）
第二节 药酒方………………（133）
熟地枸杞沉香酒 ………（133）
首乌人参酒 ……………（133）
美髯酒 …………………（133）
首乌黑豆酒 ……………（134）
第三节 药粥方………………（134）
黑豆核桃桑椹粥 ………（134）
羊骨粥 …………………（134）
当归防风粥 ……………（135）
松叶粥 …………………（135）
疏风养血粥 ……………（135）
核桃芝麻粥 ……………（136）
山楂荷叶粥 ……………（136）
酥蜜粥 …………………（136）
何首乌粥 ………………（136）
桑椹粥 …………………（137）
第四节 菜肴方………………（137）
菠菜核桃仁 ……………（137）
首乌肝片 ………………（137）
萝卜缨拌马齿苋 ………（138）
芝麻香酥鸽 ……………（138）

桑椹煮黑豆 ……………（138）
第五节 汤羹方………………（139）
核桃花生猪尾汤 ………（139）
首乌羊肉生发汤 ………（139）
生地桑椹鲍鱼汤 ………（139）
海带猪肾汤 ……………（140）
首乌核桃炖猪脑 ………（140）
芝麻黑豆泥鳅汤 ………（140）
马齿苋金针菜汤 ………（141）
黑豆莲藕鸡汤 …………（141）
花生衣红枣汤 …………（141）
生发黑豆汤 ……………（142）
海带豆腐汤 ……………（142）
首乌山药鸡汤 …………（142）
川芎制首乌核桃饮 ……（143）
芹菜黑豆桑椹子汤 ……（143）
乌麻红枣生发汤 ………（143）
首乌鸡蛋汤 ……………（143）
第六节 其他食疗方 ……（144）
芝麻核桃糊 ……………（144）
首乌黄芪鸡蛋煲 ………（144）
银耳鹌鹑蛋 ……………（144）
乌地养发粉 ……………（145）
核桃芝麻酥 ……………（145）

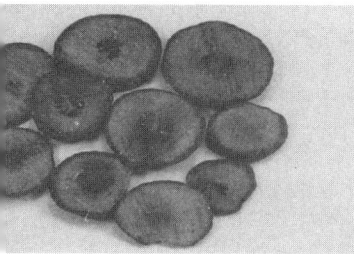

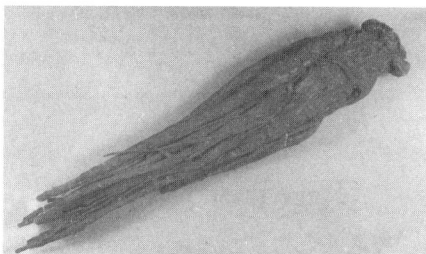

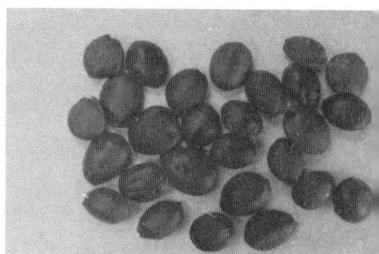

第一章

斑　秃

斑秃（秃发症）是以突发性的非瘢痕性的毛发脱落为特征，常表现为斑片状头发脱落，小部分可发展为头发完全脱落（全秃），或除全秃外体毛亦脱落（普秃）。中医古籍中曾有油风、毛拔、发落、发坠、鬼剃头的称谓。斑秃常在无任何征兆的情况下骤然发生。患者常无自觉症状，也因其发病突然而不知所措。

本病的诊断要点是头发呈斑状脱发，头皮正常，无自觉症状。临床常表现为毛发部位出现独立的局限性的成片毛发脱落，圆形或椭圆形，边缘清晰，直径或者更大。秃发区皮肤光滑，发亮，无显著萎缩，但仍有毛孔可见，损害周围毛发不易脱落，脱落的头发根部变细，毛球缩小，可形成惊叹号形状"！"。若损害逐渐增大，数目增多，相邻的皮损区可互相融合成大小不等、形状不规则的斑片。斑秃病程长，绝大多数可以恢复，少数患者可在痊愈后复发。

中医学认为发的生长，全赖于精和血。肾藏精，故"其华在发"，"发为肾之候"。发的生长和脱落、润泽与枯槁，不仅依赖于肾中精气之充养，而且亦依赖于血液的濡养，故称"发为血之余"。根据脏腑理论，脱发的病因仍以肝肾不足为本，血瘀、血热、湿热为标。然而本病多为虚实夹杂或本虚标实证，随着社会发展、工作节奏、生活方式等外部环境的变化，脱发不仅仅是由虚而致，更是由于精神压力的增加以及饮食的失衡所导致的一种虚实夹杂的脱发病证。治疗脱发应从气、血、肝、肾、心、脾入手，养血生发可贯穿始终，根据证型的不同，或养肝肾之阴，以生阴血；或补后天脾胃，使气血生化有源。

第一节　内服方

❀ 养血祛风生发汤

黑芝麻30g　侧柏叶15g　何首乌20g　旱莲草15g　当归12g　菟丝子15g　熟地20g　桑椹20g　川芎10g　木瓜12g　白鲜皮15g　蜈蚣3条（研末）

【用法】每日1剂，水煎取汁200ml，分早、晚2次服用。可同时配合外擦生姜。15日为1个疗程，一般治疗4个疗程。

【功效】补肾养血，活血祛风。

【适应证】**斑秃（肝肾不足型）**。头发突然呈片状脱落，头皮光亮，境界清楚，无瘙痒感。伴失眠多梦，腰酸腿软，头晕心悸，舌淡苔白，脉细弱。

【疗效】以上法治疗斑秃30例，痊愈10例（新发全部长出，分布密度、毛发粗细、色泽同正常头发，拔毛试验阴性），显效17例（新发生长50%以上，较多毳毛变为终毛，拔毛试验阴性），进步3例（新发生长10%以上，包括毳毛，但生长缓慢，拔毛试验阴性或阳性），无效0例（无新发生长或新发生长低于10%或边生长边脱落）。有效率以痊愈加显效计算，总有效率为90%。

【来源】简宁，于浩洋. 养血祛风生发汤治疗斑秃的临床观察. 江西中医药，2002，33（3）：25

❀ 解郁活血汤

鸡血藤30g　丹参15g　制首乌15g　柴胡10g　当归15g　菟丝子15g　白芍10g　茯苓10g　川芎10g　香附10g　郁金10g　桔梗6g

【用法】每日1剂，水煎取汁200ml，分早、晚2次服用。15日为1个疗程。

【功效】疏肝理气，活血化瘀。

【适应证】**斑秃（气郁血滞型）**。头顶及枕部多处脱发，如钱币大小，头皮光亮，界限分明。嗳气频作，胸胁胀满，月经量少色暗，舌紫暗苔少，脉涩。

【临证加减】若有心悸失眠者，可加合欢皮10g、炒枣仁10g；若有少食腹胀者，可加鸡内金10g、厚朴10g。

【疗效】本方治疗斑秃48例，2个疗程结束后判定疗效。治愈（原秃发区长满毳毛或短发，无新秃发区）28例，显效（原秃发区80%长出毳毛或短发，无新秃发现象）12例，好转（原秃发区50%开始有毳毛生长，无新秃发区）5例，无效（原秃发区无毳毛生长）3例，总有效率达94%。

【来源】黄宇，潘德刚，熊小莲．解郁活血汤治疗斑秃的疗效观察．陕西中医，2002，23（12）：1067

🪷 保真生发汤

人参15g 熟地30g 制首乌10g 旱莲草20g 白术10g 当归15g 枸骨12g 美登木20g 茯苓10g 冬虫夏草9g 天麻10g 全蝎10g 白芍10g

【用法】每日1剂，水煎取汁，前两煎早、晚口服，第三煎取药液外洗。4周为1个疗程，一般治疗2个疗程。

【功效】扶正固本，滋补肝肾，养血祛风。

【适应证】斑秃（肝肾阴虚型）。头顶及枕部两处脱发如五分硬币大小，头皮光亮，界限分明。失眠多梦，耳鸣目眩，周身酸楚，神疲乏力，舌淡苔少，脉沉细。

【临证加减】若血虚神倦、头晕、心悸者，可重用白芍，加玄参；若失眠重者，可加夜交藤、丹参、山栀；若腰酸重者，可加菟丝子、川续断；口干少津者，可加石斛、麦冬；头皮痒者，可加白鲜皮、地肤子。

【疗效】本方治疗斑秃300例，痊愈（脱发区边缘头发牢固不易拔出，无新的脱发区，原脱发区长满毳毛或短发）206例，好转（脱发区边缘头发不易拔出，无新脱发现象，原脱发区开始有毳毛生出）91例，无效（连续用药2个月，脱发区无毛发长出）3例，总有效率达99%。1年后随访，痊愈者中有5例轻度复发，经再次用药而愈。

【来源】吴晓宇，齐宁，陈瑀涵．保真生发汤治疗斑秃的临床疗效观察．中国民间疗法，2002，10（3）：35

🌸 加味小柴胡汤

人参 5g　柴胡 10g　黄芩 12g　半夏 12g　生姜 10g　大枣 12g　甘草 6g　生牡蛎 30g

【用法】每日 1 剂，水煎取汁 200ml，分早、晚 2 次服用。15 日为 1 个疗程。

【功效】畅调气机，养血生发。

【适应证】**斑秃**。无自觉症状突发的头发成片脱落，可有 1 个或数个边界清楚的直径约 1～2cm 或更大的圆形或椭圆形脱发区。

【疗效】本方治疗斑秃 39 例，痊愈 16 例（毛发完全恢复），有效 20 例（毛发部分恢复或有毳毛生长），无效 3 例（无毛发生长或继续脱发），总有效率达 92.31%。

【来源】王浩，江宇航，黄英. 中医治疗斑秃的临床经验. 中医函授通讯，2000，19（4）：27

🌸 加味五子衍宗丸

覆盆子 15g　菟丝子 15g　枸杞子 15g　车前子 6g　五味子 5g　旱莲草 15g　何首乌 12g　鸡血藤 10g

【用法】每日 1 剂，水煎取汁 200ml，分早、晚 2 次服用。30 日为 1 个疗程。

【功效】补肝肾，益精髓。

【适应证】**斑秃（肝肾不足型）**。头发片状或弥漫性秃落，平滑而光亮，境界清楚。伴有腰膝酸软，头昏耳鸣，舌质淡，苔少，脉沉细。

【临证加减】脱发时间短者，可加当归、川芎、熟地、羌活；脱发时间长者，可加柴胡、三七、红花；若神疲乏力纳差者，可加黄芪、党参、山药。

【疗效】本方治疗斑秃 60 例，2 个疗程结束后评定疗效。痊愈 42 例（脱发区全部长出黑发），显效 6 例（50% 以上脱发区长出头发），有效 5 例（脱发区毛发生长在 50% 以下），无效 7 例（脱发区无毛发生长），总有效率达 88.3%。

【来源】宗盛宁，张晓，郑丰. 加味五子衍宗丸治疗斑秃的疗效观察. 安徽中医临床杂志，2000，12（2）：121

🪷 首乌生发饮

何首乌 15g　熟地 15g　黑芝麻 30g　白芍 30g　当归 12g　川芎
10g　山茱萸 15g　枸杞 15g　菟丝子 15g　羌活 6g

【用法】上药加水 400ml，浸泡 30 分钟，文火慢煎 45 分钟左右，取汁
150ml，二煎加水 300ml，取汁 150ml，两煎相合，分 2 次服。每日 1 剂，1 个
月为一疗程。

【功效】滋养肝肾，祛风养血。

【适应证】斑秃（肝肾不足，精血亏虚型）。症见：头顶及枕部两处脱发
如五分硬币大小，头皮光亮，界限分明。失眠多梦，时有耳鸣目眩，周身酸
楚，精神不振，月经量少色暗，舌淡苔少，脉沉细。

【临证加减】血热者，加生地 15g、丹皮 12g；肝郁者，加香附 12g、郁金
15g；肾虚明显者，加鹿角胶 15g（烊化）、桑椹 15g；失眠者，加合欢花 15g、
夜交藤 30g。

【疗效】以上法治疗斑秃 40 例，痊愈 24 例（新发全部长出，分布密
集、毛发粗细、色泽同正常头发，拉发试验阴性），显效 13 例（新发生长
>50%，较多毳毛变为粗毛，拉发试验阴性），进步 3 例（新发生长 10% 以
上，包括毳毛，但生长缓慢，拉发试验阴性或阳性），无效 0 例（无新发生
长或新发生长低于 10% 或边生长边脱落）。有效率以痊愈加显效计算，总有
效率为 92.5%。

【来源】马贵琴．首乌生发饮治疗斑秃的临床疗效．山东中医杂志，1994，13
（6）：259

🪷 补中益气生发汤

生绵芪 30g　当归 15g　潞党参 15g　枸杞子 15g　桑椹 15g　黑芝
麻 15g　防风 10g　薄荷（后下）10g　旱莲草 9g　何首乌 9g　侧柏
叶 9g

【用法】上药加水 400ml，浸泡 30 分钟，文火慢煎 45 分钟左右，取汁
150ml，二煎加水 300ml，取汁 150ml，两煎相合，分 2 次服。每日 1 剂，1 个
月为一疗程。外用鲜生姜揉擦脱发处。

【功效】补中益气，祛风养血。

【适应证】斑秃（气血两亏，血燥生风型）。症见：脱发处头皮发红光亮，瘙痒难耐。精神不振，面色憔悴，纳食不香，舌质黯淡，脉细数。

【疗效】以上法治疗斑秃40例，痊愈24例（新发全部长出，分布密集、毛发稍细、色泽同正常头发，拉发试验阴性），显效13例（新发生长>50%，较多毳毛变为粗毛，拉发试验阴性），进步3例（新发生长10%以上，包括毳毛，但生长缓慢，拉发试验阴性或阳性），无效0例（无新发生长或新发生长低于10%或边生长边脱落）。有效率以痊愈加显效计算，总有效率为92.5%。

【来源】刘润爱. 补中益气汤新用验案4则. 山西中医, 2012, 28（9）：39-40

加味六味生发汤

制首乌20g　熟地20g　生地20g　枸杞10g　当归10g　女贞子15g　山药20g　茯苓10g　山萸肉10g　泽泻6g　丹皮6g　黄精10g

【用法】以上药物日1剂，水煎内服，连续服用15剂为1个疗程，间隔5天，连用3~5个疗程。局部注射维生素B_{12}500μg和地塞米松磷酸钠5mg的混合液，根据斑秃大小注射混合药液药物0.5~1ml，每周1次，4次为1个疗程，一般2~3个疗程痊愈。口服西药维生素B_1、谷维素和胱氨酸，各2片，日3次。

【功效】滋补肝肾，益气补血。

【适应证】斑秃（肝肾阴虚，精血不足型）。症见：脱发处头发成片脱落，头皮光滑，油腻。伴腰膝酸软，失眠多梦，神倦乏力，舌质淡，苔薄，脉弦细。

【临证加减】伴气短乏力加黄芪20g；伴心悸失眠、多梦易惊者加龙眼肉10g、焦枣仁15g、五味子10g、远志10g、丹参15g；伴头晕耳鸣，潮热盗汗者加知母10g、黄柏10g、龟胶10g（烊化）。

【疗效】以本法治疗斑秃30例，治愈28例（经过治疗后头发全部长齐，与脱发前比较，密度、色泽、粗细与原来基本一致），显效2例（头发无脱落，有新发生长，而色泽较差，密度比原来稀疏），总有效率为100%。

【来源】魏东天，李武林. 局部注射维生素B_{12}、地塞米松结合中药治疗斑秃30例疗效观察. 社区中医药, 2012, 2（14）：238-239

神应养真丹

当归 10g　川芎 10g　白芍 10g　天麻 10g　羌活 10g　熟地 10g
木瓜 10g　菟丝子 10g

【用法】上药加水 400ml，浸泡 30 分钟，文火慢煎 45 分钟左右，取汁
150ml，二煎加水 300ml，取汁 150ml，两煎相合，分 2 次服。每日 1 剂，1 个
月为一疗程。

【功效】养血活血，祛风通络。

【适应证】**斑秃（血虚风热型）**。初起脱发，或有轻度瘙痒，头昏乏力，
夜眠不安，苔薄白，舌淡红，脉细。

【疗效】以本方治疗斑秃 30 例，痊愈 25 例（全部脱发斑都有新发长出，
停药 3 个月无复发），好转 4 例（部分脱发斑有新发长出，停药 3 个月脱发有
反复），无效 1 例（脱发斑无改善），总有效率为 96.67%。

【来源】顾海琳. 神应养真丹治疗斑秃 30 例. 江西中医药，2012，7（43）：29 – 30

生发丸

制何首乌 20g　补骨脂（盐制）15g　牛膝 10g　当归 10g　茯苓
10g　枸杞子 10g　菟丝子（盐制）15g　女贞子 15g　墨旱莲 10g　桑
椹 10g　黑芝麻 20g　生地黄　熟地黄各 20g　桑寄生 15g　核桃仁 15g
沙苑子 15g　蛇床子 15g　紫河车 15g　骨碎补 10g　黄精（制）10g
五味子 10g　灵芝 10g　侧柏叶 10g　苦参 10g　山楂 10g

【用法】将上药研末炼蜜为丸，每服 6g，每日 3 次，疗程为 8～12 周。

【功效】填精补血，补肝滋肾，乌须黑发。

【适应证】**斑秃（肝肾不足、精血气衰型）**。症见：中年以上或发于久病
后，头发焦黄或花白，片状或弥漫性秃落，伴有腰膝酸软，头晕耳鸣，舌质
淡，苔少，脉沉细。

【疗效】以本方治疗斑秃 102 例，临床痊愈 13 例（服药后证候疗效率 ≥
95%），显效 57 例（服药后中医症状明显减轻，证候疗效率 ≥ 70%，
<95%），有效 19 例（服药后中医症状减轻，证候疗效率较治疗前下降 ≥
30%，<70%），无效 13 例（服药后中医症状无明显改善或加重，证候疗效
率较治疗前下降 <30%）。总有效率为 87.25%。

【来源】王琰，金沈蓉，刘碧如．生发丸治疗肝肾不足型斑秃102例．深圳中西医结合杂志，2012，22（5）：303－304

加味六味地黄汤

熟地黄20g　　山茱萸15g　　山药15g　　牡丹皮15g　　茯苓10g　　泽泻10g　　菟丝子20g　　丹参20g　　松针15g　　蒲公英20g　　甘草10g

【用法】上药加水400ml，浸泡30分钟，文火慢煎45分钟左右，取汁150ml，二煎加水300ml，取汁150ml，两煎相合，分2次服。一般治疗1个月为一疗程，需要3～6个疗程。

【功效】滋补肝肾。

【适应证】斑秃（肝肾不足型）。症见：脱发斑秃数目多个，或形成普秃，脱发斑块色灰暗，头晕目眩，倦怠懒言，头晕耳鸣，舌质淡，苔薄，脉沉细缓。

【临证加减】内生之风邪，加白蒺藜15g、牡蛎15g；外感之风邪，加桑叶15g，蔓荆子15g；肝风上扰者，加白蒺藜15g，牡蛎15g。

【疗效】以本方治疗斑秃125例，痊愈105例（斑秃区全部有终毛生长、覆盖，达到美容要求，拔毛试验阴性），显效16例（斑秃区普遍有毳毛生长，毛发停止脱落，终毛覆盖率≥50%，拔毛试验阴性），好转3例（斑秃区普遍有毳毛生长，毛发停止脱落，终毛覆盖率＜50%，拔毛试验阴性或阳性），无效1例（仅有少许毳毛生长，头发继续脱落，拔毛试验阳性）。总有效率为96.8%。

【来源】吴盘红．禤国维教授治疗斑秃临床经验介绍．新中医，2012，44（1）：134－136

灵丹片

灵芝1500g　　丹参300g　　川芎150g　　女贞子100g　　当归100g

【用法】上述灵芝、丹参等味药材，将川芎、当归等烘干粉碎成细粉，丹参先以95%乙醇回流提取2次，每次1.5小时，每次用8倍量乙醇，回收乙醇，残渣以8倍量水煎煮2次，每次煎煮1.5小时，合并煎液，过滤，浓缩，合并醇提物和水提物，浓缩至相对密度1.30～1.35，将灵芝加10倍量水煎煮

3 次，每次 2.5 小时，合并煎液，过滤，浓缩成相对密度约为 1.20~1.25 后，将灵芝清膏与丹参清膏干燥，粉碎，与川芎粉混匀，加 5% 低取代羟丙纤维素，用 80% 乙醇进行制粒，干燥，整粒，压制成片，包薄膜衣，即得。每日 3 次，每次 3 片，治疗 16 周。

【功效】养血活血。

【适应证】**斑秃（血气不足型）**。症见：头发突然呈片状脱落，皮损色暗，口唇色淡，失眠健忘，头晕心悸，舌淡苔白，脉细弱。

【疗效】以本方治疗斑秃 88 例，痊愈 22 例（脱发处头发全部长出，发质较密且黑，拔毛试验阴性），显效 28 例（脱发处头发长出 70% 以上或头发长出偏稀，仍有少许新的头发脱落皮损），有效 30 例（脱发处头发长出 30%~70%，长出头发较稀，仍有新的头发脱落皮损），无效 8 例（脱发处头发长出小于 30%，反复有新的头发脱落皮损，甚至无头发生长）。总有效率为 90.91%。

【来源】谷世平. 薄膜衣灵丹片的制备及临床应用. 湖北中医杂志，2011，33（5）：67-68

🪷 秃顶生发灵

生地黄 100g　熟地黄 100g　墨旱莲 100g　川芎 40g　红花 40g　毛姜 150g　女贞子（酒蒸）150g　冬虫夏草 20g　人参 50g　川牛膝 50g　巴戟天 120g　制黄精 120g

【用法】以上 12 味纯中药研末练蜜为丸。口服，每次 5g，每天 2 次，连服 3 个月为一疗程。一般使用 1~2 个疗程。

【功效】补肾养血，去瘀生新。

【适应证】**斑秃**。

【疗效】以上法治疗斑秃 218 例，痊愈 131 例（脱发区全部长满头发，但较其他正常部位稀疏，患处鳞屑、结痂消退，瘙痒消失）；显效 62 例（脱发区基本长满头发，但较其他正常部位稀疏，患处鳞屑、结痂消退，瘙痒减轻）；有效 19 例（脱发区有新发生长，患处鳞屑、结痂减少，瘙痒好转）；无效 6 例（脱发区无新发生长，鳞屑、结痂、瘙痒无变化，或治疗时间短而未按医嘱坚决执行，头发无任何变化）。总有效率为 97.2%。

【来源】何云贵. 秃顶生发灵治疗脱发 218 例临床观察. 新中医，2011，43（4）：71-72

❁ 养血生发丸

何首乌60g　女贞子30g　党参50g　柏子仁50g　当归50g　枸杞30g　桑椹30g　生地50g　桑叶30g　白蒺藜30g　白芷20g　黑豆50g　黑芝麻50g　甘草20g

【用法】上药研末制成水蜜丸，60g/瓶，每次6～9g，每日3次，口服。连续治疗2个月。

【功效】滋补肝肾，养血祛风。

【适应证】斑秃（肝肾不足型）。症见：头发突然呈斑片状脱落，且失眠多梦、头晕、腰膝酸软，舌淡红，苔薄白，脉弦细。

【疗效】以上法治疗斑秃90例，痊愈60例（毛发停止脱落，新生毛发全部长出，其分布密度、粗细、色泽与健发区相同）；显效18例（毛发停止脱落，新生毛发达70%以上，其密度、粗细、色泽均接近健发区）；有效6例（毛发停止脱落，新生毛发达30%以上，包括白发长出）；无效6例（脱发再生不足30%或仍继续秃落。有效率以痊愈、显效加有效计）。总有效率为93.33%。

【来源】伍文举. 养血生发丸治疗斑秃（肝肾不足型）疗效观察. 辽宁中医药大学学报，2011，13（5）：199－200

❁ 滋水养颜宝

熟地30g　山药20g　山萸肉15g　鸡血藤20g　杜仲30g　何首乌20g　桑椹20g　黑芝麻20g　黄芪10g　旱莲草20g　当归10g　甘草10g　巴戟天15g　仙茅15g　淫羊藿15g

【用法】上药加水400ml，浸泡30分钟，文火慢煎45分钟左右，取汁150ml，二煎加水300ml，取汁150ml，两煎相合，分早、晚2次温服，每日1剂。12岁以下儿童隔日1剂。3个月为1个疗程。

【功效】滋补肝肾，养血祛风。

【适应证】斑秃（肝肾不足型）。症见：头发突然呈斑片状脱落，且失眠多梦、头晕、腰膝酸软，舌淡红，苔薄白，脉弦细。

【疗效】以上法治疗斑秃246例，痊愈85例（脱发完全消失，新发生出且不再脱落，随访1年病情不复发者）；好转109例（脱发区新发长出70%以

上，以硬发为主，停药后不再脱落，随访半年以上病情不复发者）；有效 34
例（脱发区新发长出 30% ~ 70%，有硬发和毳毛，停药后病情有反复，随访
半年，病情部分复发者）；无效 18 例（脱发区新发长出在 30% 以下或无新发
长出，以毳毛为主，停药后病情复发者）。总有效率为 92.68%。

【来源】范叔弟，谢晓莉，王文杰. 滋水养颜宝治疗斑秃、脱发临床观察. 武警医
学院学报，2011，20（2）：137 - 138

补肾生发丸

　　制何首乌 200g　黑芝麻 150g　黄精 100g　熟地 150g　山药 150g
山茱萸 150g　女贞子 120g　墨旱莲 120g　牡丹皮 120g　盐泽泻 100g
当归 120g　川芎 120g　炒水蛭 100g　蟅虫 100g　枸杞子 120g　甘
草 80g

【用法】上药共研细末水泛为丸，每次 12 ~ 15g，每日 3 次，温开水送服。
1 个月为 1 个疗程。

【功效】滋补肝肾，养血活血。

【适应证】**斑秃（肾虚血瘀型）**。症见：头发突然呈斑片状脱落，且神疲
乏力，失眠多梦，头晕，腰膝酸软，舌胖质暗淡、边有齿印，脉细涩无力。

【临证加减】兼有气虚者，加黄芪 120g，西洋参 100g；兼有肝郁气滞者，
加柴胡 80g，枳壳 100g，郁金 80g；伴有失眠多梦者，加酸枣仁 120g，龙眼肉
100g，炙远志 100g。

【疗效】以上法治疗斑秃 51 例，痊愈 29 例（停止脱发，新发全部长出，
初为白色毳毛，逐渐变粗变黑，与正常头发一致）；显效 16 例（新发生长
50% 以上，大部分为粗发，但仍杂有白色毳毛）；有效 4 例（新发生长 50% 以
下）；无效 2 例（观察 2 个月无毛发生长或新生长毛发 10% 以下，或继续脱
发）。总有效以痊愈加显效计，总有效率为 88.24%。

【来源】郑传华. 自拟补肾生发丸治疗斑秃. 湖北中医杂志，2011，33（1）：57

生发汤合氦氖激光

　　党参 10g　生地 10g　熟地 10g　天冬 10g　麦冬 10g　黄精 10g
制首乌 10g　茯苓 10g　女贞子 10g　墨旱莲 10g　枸杞 10g　菟丝子

10g 桑椹 10g 甘草 6g

【用法】上药加水 400ml，浸泡 30 分钟，文火慢煎 45 分钟左右，取汁 150ml，二煎加水 300ml，取汁 150ml，两煎相合，分 2 次服。连服 15 天为一疗程，休息 15 天后继续下一个疗程，连续 3 个疗程。

同时采用氦氖激光治疗机（上海市激光技术研究所生产）照射皮损处，氦氖激光为波长 632.8nm 的红光，最大输出功率为 20mW。具体方法：拨开遮挡患者斑秃区旁的毛发，暴露皮损区，然后用氦氖激光机垂直照射患处，1 次/天，每次 1 个部位照射 15 分钟，可根据皮疹大小调节光斑直径（3～10cm），如患者斑秃皮疹多处，就分部位照射相同时间。连照 15 次为 1 个疗程，休息 15 天后继续下 1 个疗程，连续 3 个疗程。照射时嘱患者低头闭眼或戴上眼罩。

【功效】滋补肝肾，养血益精，祛风生发。

【适应证】斑秃（肝肾阴虚型）。症见：头皮处发生圆形、椭圆形或不规则形斑状脱发，一片或数片，脱发部头皮光滑无炎症，其边缘头发松动易于拔除，无自觉症状，可反复持续数月或数年。多伴有头痛、失眠多梦、腰膝酸软等症状。

【疗效】以上法治疗斑秃 61 例，痊愈 29 例（新发全部长出，分布密集，毛发粗细、色泽同正常头发，轻拉试验为阴性）；显效 25 例（新发生长 50% 以上，有较多豪毛变为粗毛，轻拉试验为阴性）；有效 7 例（新发生长 10% 以上（包括毳毛），但生长缓慢，轻拉试验阴性或阳性）；无效 0 例（无新发生长或新发生长低于 10% 或边生长边脱落）。愈显率为 88.5%。

【来源】郁辉，侯占英，刘芳. 自拟生发汤配合氦氖激光治疗斑秃 61 例临床观察. 中医药导报，2011，17（8）：34－35

补骨脂生发汤

补骨脂 12g 旱莲草 15g 女贞子 12g 赤芍 12g 鸡血藤 30g 当归 12g 茯苓 15g 全蝎 6g 夜交藤 30g

【用法】上药加水 400ml，浸泡 30 分钟，文火慢煎 45 分钟左右，取汁 150ml，二煎加水 300ml，取汁 150ml，两煎相合，分 2 次服。

西药：复方甘草酸苷片，每次 2 片，每日 3 次，早中晚餐前半小时口服。中药和西药服用时间间隔 1 小时。连续治疗 10 周。

【功效】滋养肝肾，通络祛风，养心安神，养血生发。

【适应证】**斑秃（肝肾不足型）**。症见：头皮处发生圆形、椭圆形或不规则形斑状脱发，一片或数片，脱发部头皮光滑无炎症，其边缘头发松动易于拔除，无自觉症状，可反复持续数月或数年。多伴有头痛、失眠多梦、腰膝酸软等症状。

【疗效】以上法治疗斑秃 29 例，痊愈 6 例（头发全部长出，其分布密度及色泽均正常，拉发试验阴性）；显效 14 例（发新生 70%，密度、粗细及色泽均接近正常）；有效 8 例（发新生 30% 以上，包括有毳毛及白毛长出，且治疗后毛发停止脱落）；无效 1 例（疗程结束后，新发生长不足 30% 或继续脱落）。总有效率为 96.55%。

【来源】成忠琴. 中西医结合治疗斑秃 58 例临床疗效观察. 中国现代医学杂志，2011，21（21）：2630 - 2632

🪷 斑秃丸

熟地黄 30g 生地黄 30g 制何首乌 20g 当归 15g 白芍（炒）12g 五味子 15g 丹参 12g 羌活 12g 木瓜 12g

【用法】将上药研末炼蜜为丸，每服 5g，每日 3 次，疗程为 3 个月。

胱氨酸片（成都市湔江制药厂生产，规格为 50mg/片，100 片/瓶），用法为 50mg，3 次/天。

【功效】补益肝肾，养血生发。

【适应证】**斑秃（肝肾不足型）**。症见：头皮处突发圆形、椭圆形或不规则形斑状脱发，一片或数片，脱发部头皮光滑无炎症，其边缘头发松动易于拔除，无自觉症状，可反复持续数月或数年。伴有头痛、失眠多梦、腰膝酸软等症状。

【疗效】以上法治疗斑秃 31 例，痊愈 18 例（新发全部长出，分布密度、毛发粗细、色泽同正常头发，拉发试验阴性）；显效 10 例（显效为新发生长 50% 以上，较多毳毛变为终毛，拉发试验阴性）；进步 3 例（新发生长 10% 以上，包括毳毛，但生长缓慢，拉发试验阴性成阳性）；无效 0 例（无新发生长或新发生长低于 10% 或边生长边脱落）。有效率以痊愈加显效计算，总有效率为 90.32%。

【来源】路永红，周谦. 斑秃丸联合胱氨酸治疗斑秃 31 例疗效分析. 中国皮肤性病

学杂志，2007，21（6）：382－383

补肾和血方

生地 15g　熟地 15g　淮山药 15g　山萸肉 10g　泽泻 10g　木瓜 10g　川芎 10g　茯苓 10g　旱莲草 15g　女贞子 15g　制首乌 15g　丹参 15g　生甘草 5g

【用法】中药每日 1 剂，将每剂药用水 1000ml 浸泡半小时，然后武火煎开，文火煎 20 分钟，取汁 200ml；加水 400ml，武火煎开，文火煎 15 分钟，取汁 200ml；两煎混合，分早晚 2 次服，每次 200ml，空腹用。

【功效】补益肝肾，养血活血。

【适应证】**斑秃（肾虚血瘀型）。**症见：头皮处突发斑块状脱发，一片或数片，脱发部头皮光滑无炎症，其边缘头发松动易于拔除，无自觉症状，可反复持续数月或数年，平素发质枯黄。临床多伴有头痛、失眠多梦、腰膝酸软，舌质暗红，苔少，脉沉细涩。

【疗效】以上法治疗斑秃 28 例，痊愈 0 例（毛发停止脱落，脱发全部长出，其分布密度、粗细、色泽与健发区相同，皮脂分泌恢复正常）；显效 16 例（毛发停止脱落，脱发再生达 70% 以上，其密度、粗细、色泽均接近健发区，皮脂分泌显著减少）；有效 9 例（毛发停止脱落，脱发再生达 30% 以上，包括鑫毛及白发长出）；无效 3 例（脱发再生不足 30% 或仍继续秃落）。总有效率为 89.29%。

【来源】钱昕好，魏跃钢 . 补肾和血方治疗肾虚血瘀型斑秃的临床观察与头发电镜及能谱分析 . 南京中医药大学 . 2011（硕士学位论文）

丹栀逍遥散

柴胡 10g　丹皮 10g　栀子 10g　白芍 15g　白术 15g　茯苓 15g　当归 10g　桃仁 10g　丹参 10g，川芎 10g　酸枣仁 15g　何首乌 30g　甘草 6g

【用法】上药加水 400ml，浸泡 30 分钟，文火慢煎 45 分钟左右，取汁 150ml，二煎加水 300ml，取汁 150ml，两煎相合，分 2 次服。治疗 1 个月为一疗程，需要 2 个疗程。

【功效】疏肝清热，健脾养血。

【适应证】斑秃（肝经郁热，脾虚血亏型）。症见：渐见头发脱落，继则头部有数处斑秃，脱发区头皮光亮，无炎症，无瘙痒。平素心烦，性情急躁，饮食无味，伴失眠多梦，月经量少色暗伴有血块，舌红、舌边有瘀点、苔薄白，脉细弦。

【疗效】以本方治疗斑秃35例，痊愈27例（脱发处头发全部长出，发质较密且黑，拔毛试验阴性），显效5例（脱发处头发长出70%以上或头发长出偏稀，仍有少许新的头发脱落皮损），有效2例（脱发处头发长出30%～70%，长出头发较稀，仍有新的头发脱落皮损），无效1例（脱发处头发长出小于30%，反复有新的头发脱落皮损，甚至无头发生长）。总有效率为97.14%。

【来源】张承杰.丹栀逍遥散治疗皮肤病验案举隅.江苏中医药，2010，42（3）：48－49

活血补肾合剂

丹参15g　益母草15g　地黄20g　玄参10g　麦冬15g　黄芪15g
党参15g　猪苓12g　金钱草10g　白花蛇舌草12g

【用法】由上海中医药大学附属龙华医院制剂室制成，每毫升含生药2g。口服，每次25ml，每日3次，连续服用3个月。

【功效】养血活血，滋阴补肾。

【适应证】斑秃（肾虚血瘀型）。症见：头发脱落前先有头痛、偏头痛或头皮刺痛，继则头发斑片脱落，伴失眠多梦，腰膝酸软，头晕耳鸣，舌质暗或有瘀斑，苔少，脉沉细。

【疗效】以本方治疗斑秃25例，痊愈11例（毛发停止脱落，脱发全部长出，其分布密度、粗细、色泽与健发区相同），显效9例（毛发停止脱落，脱发再生达70%以上，其分布密度、粗细、色泽均接近健发区），有效4例（毛发停止脱落，脱发再生达30%以上，包括毳毛及白发长出），无效1例（脱发再生不足30%或仍继续脱落）。总有效率为96.0%。

【来源】高尚璞、李咏梅、顾敏婕，等.活血补肾合剂治疗肾虚血瘀型斑秃的临床观察.上海中医药杂志，2013，39（7）：39－41

❀ 六味地黄汤合四物汤

熟地黄10g　山萸肉12g　山药10g　泽泻9g　茯苓12g　丹皮12g
当归15g　赤芍12g　川芎15g　荆芥15g　升麻6g　白蒺藜15g　何首
乌12g　全蝎6g　红花9g　肉桂3g　生甘草5g

【用法】水煎服，每天2次，每日1剂。连续服用3个月。

【功效】滋补肝肾，养血活血。

【适应证】**斑秃（肝肾阴虚，气滞血瘀型）**。症见：头发突然呈斑片状秃
落，伴失眠多梦，腰膝酸软，头晕耳鸣，舌质暗或有瘀斑，苔少，脉沉细。

【临证加减】肝气郁结者，去赤芍，加白芍24g，郁金10g；头发油腻者，
去熟地，加生地12g，车前子20g（包煎）。

【疗效】以本方治疗斑秃80例，痊愈39例（脱发区完全生长新发，新发
不脱落，周围毛发不脱落），显效27例（脱发区生长新发80%以上，新发不
脱落，周围毛发脱落控制），有效12例（脱发区生长新发50%以上，新发不
易脱落，周围毛发脱落基本控制），无效2例（脱发区生长新发不明显，周围
毛发仍有脱落）。总有效率为97.5%。

【来源】和建林，和成斌．六味地黄汤合四物汤治疗斑秃80例．陕西中医学院学报，
2008，31（4）：35-36

❀ 养血活血汤

当归12g　茯苓12g　生地12g　熟地12g　党参10g　川芎10g
何首乌8g　红花8g　皂角刺8g　桑椹8g　炙甘草6g

【用法】水煎服，每天2次，每日1剂。治疗3个月为1个疗程。

【功效】养血活血，益气生发。

【适应证】**多发性斑秃**。症见：头皮突然发现圆形或椭圆形的脱发区，直
径1~10cm，边界清楚，数目多者可融合成不规则的斑片，皮肤光滑，无炎
症，大多无明显的自觉症状。在活动期间轻拉试验阳性。

【临证加减】肝肾亏虚明显，伴腰酸膝软，头晕眼花，舌淡苔薄，脉濡细
等，加旱莲草、女贞子、炙黄精、菟丝子；肝郁气滞者，伴有心烦气躁，郁
闷不舒，胁肋胀满，舌紫苔薄，脉弦细等，加柴胡、夜交藤、合欢皮；脾胃
虚弱，伴有纳谷欠香，或有便溏腹胀，面黄肌瘦者，加白术、谷麦芽、鸡内

金、黄芪。

【疗效】以本方治疗斑秃46例，痊愈38例（脱落处头发全部长出，发质较密且黑，无新头发脱落皮损），显效4例（显效为脱落处头发长出70%以上，或头发长出偏稀，仍有少许新的头发脱落皮损），进步3例（脱落处头发长出30%以上，长出头发较稀，仍有新的头发脱落皮损），无效1例（脱落处头发长出小于30%，反复有新的脱落皮损出现，甚至无头发长出）。总有效率为91.5%。

【来源】和建林，和成斌. 养血活血汤治疗多发性斑秃疗效观察. 陕西中医学院学报，2008，31（4）：35-36

🪷 松针滋肾生发汤

松针20g 熟地15g 茯苓15g 淮山药15g 山萸肉15g 丹皮10g 泽泻10g 女贞子15g 旱莲草15g 菟丝子15g 薄盖灵芝10g 首乌15g 白蒺藜15g 北黄芪15g 牡蛎30g（先煎） 甘草5g

【用法】水煎服，每天2次，每日1剂。治疗3个月为1个疗程。

【功效】滋补肝肾，养血生发。

【适应证】斑秃（肝肾不足型）。症见：头皮突然发现圆形或椭圆形的脱发区，边界清楚，皮肤光滑，无炎症，大多无明显的自觉症状。多伴有头晕、耳鸣、失眠、目眩、苔薄舌淡、脉细等症状。

【临证加减】气血亏虚者，加党参、当归、鸡血藤；脾虚者，加白术、陈皮、砂仁；气滞血瘀者，加郁金、三七；肾阳虚者，加肉苁蓉、仙灵脾、鹿角胶、紫河车；失眠多梦者，加珍珠母、熟枣仁、夜交藤。

【疗效】以本方治疗斑秃60例，痊愈43例（皮损处全部有新发生长或有终发生长，分布、密度、毛发粗细、色泽类似于正常头发，拉发试验阴性，达到美容效果），显效12例（新发生长覆盖区域>50%秃发区，且有较多毳毛变成终毛，可见稀疏终毛，较黑、长、粗壮，拉发试验阴性），有效5例（新发生长>10%，包括细、短、色淡的毳毛生长，但生长缓慢，未完全恢复，色泽淡呈棕色，拉发试验阴性或阳性），无效0例（1个疗程结束后无毛发生长或新生长毛发10%以下，或继续脱发）。有效率为痊愈加显效之和。总有效率为91.7%。

【来源】朱培成. 松针滋肾生发汤治疗斑秃的疗效. 广东医学，2007，28（12）：

🪷 补肾活血驱风汤

何首乌 15g 熟地黄 10g 枸杞子 15g 菟丝子 15g 黄精 12g 当归 10g 红花 10g 丹参 12g 杜仲 15g 川芎 10g 鸡血藤 20g 蜈蚣 2 条

【用法】头煎加水约 500ml，先泡 20 分钟，武火煮沸后，改小火再煮沸 30 分钟，取液约 200ml；二煎，加水约 400ml，武火煮沸后，改小火再煮沸 30 分钟，取液约 200ml；两煎药汁混合后，分 2 次内服，并取第 3 煎的药汁，趁热外洗敷患处，以头部皮肤轻度充血发红为度。1 个月为一疗程。

【功效】补益肝肾，养血驱风，活血化瘀。

【适应证】**斑秃（肾虚血瘀型）**。症见：发病突然，头发成片脱落，脱发区呈圆形或不规则形，数目不定，毛发干枯易折，严重时除头发外，眉毛、腋毛、阴毛均可脱落，脱发区皮肤正常。多伴有头晕耳鸣，失眠多梦，目眩，舌质淡而紫暗，苔薄，脉沉细涩。

【临证加减】大便秘结者，加生大黄 10g，胡麻仁 20g；困倦乏力，脉细弱者，加黄芪 15g，党参 15g；饮食减少，食后腹胀者，加山楂 20g，木香 10g；夜寐欠佳者，加远志 15g，炒酸枣仁 15g；性情忧虑者，加木棉花 12g，合欢皮 15g；伴有胸闷气短者，加枳壳 10g。

【疗效】以本方治疗斑秃 32 例，痊愈 20 例（全部有终毛生长），显效 8 例（斑秃区有毳毛生长，被终毛覆盖超过 1/2），有效 3 例（斑秃区普遍生长毳毛，但终毛覆盖少于 1/2），无效 1 例（斑秃区仅有少许毳毛生长）。总有效率为 96.88%。

【来源】张凌. 自拟补肾活血驱风汤治疗斑秃 32 例. 福建中医药，2006，37（1）：34－35

🪷 益发口服液

制首乌 15g 旱莲草 15g 山楂 15g 菟丝子 18g 生地 18g 黄精 12g 党参 12g 洋藿叶 9g 山萸肉 9g 枸杞子 9g 川芎 6g 炙甘草 6g

【用法】把上述药物制作成口服液，每次 20ml，一天 3 次。3 个月为一疗程。

西药：口服泼尼松 0.25mg/kg，早 8 时 1 次顿服，每天 1 次，法莫替丁片 20mg，口服，每天 2 次。

【功效】补益肝肾，益气养血。

【适应证】**重型斑秃（肝肾不足型）**。症见：突然或短期内头发片状脱落，单发或多发，脱发面积大于头皮面积的 1/3，或病程超过 1 年仍无好转趋势。处于脱发活动期（拔发试验阳性或经治疗后头发反复脱落）。多见于中年以上或发于久病后，头发焦黄或花白，片状或弥漫性秃落，伴有腰膝酸软，头晕耳鸣，舌质淡，苔少，脉沉细。

【疗效】以本方治疗斑秃 23 例，痊愈 14 例（毛发停止脱落，脱发全部长出，其分布密度、粗细、色泽与健发区相同），显效 5 例（毛发停止脱落，脱发再生达 70% 以上，其密度、粗细、色泽均接近健发区），有效 3 例（毛发停止脱落，脱发再生达 30% 以上，包括毳毛及白发长出），无效 1 例（脱发再生不足 30% 或仍继续秃落）。有效率为痊愈加显效加有效之和。总有效率为 82.6%。

【来源】陈修漾，陈达灿，胡东流，等. 益发口服液联合激素治疗重型斑秃疗效观察. 陕西中医，2010，31（8）：1031 - 1032

🪷 荣生汤

熟地黄 15g　天麻 10g　当归 10g　何首乌 15g　女贞子 15g　菟丝子 15g　黄芪 15g　红花 10g　丹参 15g　川芎 10g　白芍 15g　桑椹 15g　羌活 10g　枸杞子 15g　甘草 6g

【用法】以上方药，每日 1 剂，每剂煎煮 2 次，共取汁 300ml，分早晚 2 次服用。同时外用 2% 米诺地尔溶液，一日 2 次。治疗 3 个月为一疗程。

【功效】滋补肝肾，养血祛风。

【适应证】**斑秃（肝肾不足型）**。症见：头皮突然发现圆形或椭圆形的脱发区，边界清楚，皮肤光滑，无炎症，大多无明显的自觉症状。多伴有头昏耳鸣，失眠多梦，目眩，舌淡苔薄，脉细等症状。

【疗效】以本方治疗斑秃 35 例，痊愈 19 例（斑秃区全部有终毛生长、覆盖，达到美容要求，拔毛试验阴性），显效 12 例（斑秃区普遍有毳毛生长毛发停止脱落，终毛覆盖率≥50%，拔毛试验阴性），好转 3 例（斑秃区普遍有毳毛生长，毛发停止脱落，终毛覆盖率 <50%，拔毛试验阴性或阳性），无效 1 例

（仅有少许毳毛生长，头发继续脱落，拔毛试验阳性）。总有效率为88.56%。

【来源】车洪，张玉锁．荣生汤联合2%米诺地尔溶液外用治疗斑秃35例疗效观察．中国中西医结合皮肤性病学杂志，2010，9（2）：102

🪷 芪贞颗粒

黄芪30g　女贞子30g　熟地黄30g　山药20g　茯苓15g　牡丹皮15g　泽泻15g　山茱萸20g　菟丝子20g　灵芝20g　黄精20g　甘草10g

【用法】以上药物经特殊工艺制作成颗粒剂备用，口服，每次8g，一天3次，3个月为1个疗程，一般治疗2个疗程。

西药：口服泼尼松（醋酸泼尼松片，天津天药药业股份有限公司）0.25mg/（kg·d），早8时一次顿服，1次/天，连服6周，有效者逐渐减量，6个月左右减完，若无效者逐渐减量至停用；同时口服盐酸雷尼替丁胶囊（福建省古田华闽抗生素有限公司）0.15g/次，2次/天。

【功效】滋补肝肾，益气健脾，乌发生发。

【适应证】**重型斑秃（肝肾不足型）**。症见：脱发面积大于头皮面积1/3或病程超过1年仍无好转趋势的斑秃，多见于中年以上或发于久病后，头发焦黄或花白，片状或弥漫性秃落，伴有腰膝酸软，头晕耳鸣，舌质淡、苔少，脉沉细。

【疗效】以本方治疗斑秃30例，痊愈18例（毛发停止脱落，脱发全部长出，其分布密度、粗细、色泽与健发区相同），显效7例（毛发停止脱落，脱发再生达70%以上，其密度、粗细、色泽均接近健发区），有效3例（毛发停止脱落，脱发再生达30%以上，包括毳毛及白发长出），无效2例（脱发再生不足30%或仍继续秃落）。总有效率为93.3%。

【来源】席建元，荣光辉，胡金辉，等．芪贞颗粒联合泼尼松治疗肝肾不足型重型斑秃疗效观察．中国中西医结合皮肤性病学杂志，2010，9（6）：362-363

🪷 调补生发汤

熟地黄30g　山萸肉20g　茯苓15g　泽泻15g　牡丹皮15g　黑芝麻20g　制首乌20g　丹参20g　柴胡10g

【用法】头煎加水约 500ml，先泡 20 分钟，武火煮沸后，改小火再煮沸 30 分钟，取液约 200ml；二煎，加水约 400ml，武火煮沸后，改小火再煮沸 30 分钟，取液约 200ml；两煎药汁混合后，分 2 次内服，并取第 3 煎的药汁，趁热外洗敷患处，以头部皮肤轻度充血发红为度。1 个月为一疗程，一般治疗 3 个疗程。

【功效】滋补肝肾，补血生发。

【适应证】**斑秃（肝肾不足型）**。症见：头部毛发局限性斑片状脱落，骤然发生，经过迟缓，头皮正常，无自觉症状。伴胸闷心悸，头晕耳鸣，腰膝酸软无力，舌质淡，苔薄白，脉细弱。

【疗效】以本方治疗斑秃 46 例，痊愈 38 例（脱落处头发全部长出，发质较密且黑，无新头发脱落皮损），显效 4 例（显效为脱落处头发长出 70% 以上，或头发长出偏稀，仍有少许新的头发脱落皮损），进步 3 例（脱落处头发长出 30% 以上，长出头发较稀，仍有新的头发脱落皮损），无效 1 例（脱落处头发长出小于 30%，反复有新的脱落皮损出现，甚至无头发长出）。总有效率为 91.5%。

【来源】冯玉华. 调补肝肾法治疗斑秃之体会. 陕西中医学院学报，2010，33（6）：44

🪷 首乌生发饮

何首乌 15g　桑寄生 15g　菟丝子 15g　桑椹 15g　枸杞子 15g　熟地 12g　黑芝麻 30g　白芍 20g　当归 12g　川芎 10g　羌活 6g　石菖蒲 10g　鸡血藤 15g

【用法】头煎加水约 500ml，先泡 20 分钟，武火煮沸后，改小火再煮沸 30 分钟，取液约 200ml；二煎，加水约 400ml，武火煮沸后，改小火再煮沸 30 分钟，取液约 200ml；两煎药汁混合后，分早晚 2 次内服，每日 1 剂。

同时外用米诺地尔溶液，一日 3 次。20 天为 1 个疗程。

【功效】补肾养血，活血祛风。

【适应证】**斑秃（肝肾不足型）**。症见：头部毛发突然局限性斑片状脱落，脱发区头皮光亮，无炎症，无瘙痒等自觉症状。伴头晕目眩，心悸失眠，腰膝酸软，舌质淡，苔薄，脉细。

【临证加减】血热者，加生地、丹皮；肝郁者，加香附、郁金；肾虚者，加鹿角胶；失眠者，加酸枣仁、合欢花；头皮瘙痒者，加白鲜皮、白蒺藜；脾胃不和者，加白术、陈皮、炙甘草、砂仁。

【疗效】以本方治疗斑秃 96 例，3 个疗程评定疗效。痊愈 64 例（头发全部长出，其分布密度及色泽均正常，拉发试验阴性），显效 17 例（发新生 70%，包括密度、粗细及色泽均接近正常），有效 10 例（发新生 30% 以上，包括有毳毛及白毛长出，且治疗后毛发停止脱落），无效 5 例（疗程结束后，新发生长不足 30% 或继续脱落者）。总有效率为 94.7%。

【来源】邹德明. 中药内服联合米诺地尔溶液外用治疗斑秃临床疗效观察. 中国中医基础医学杂志，2010，16（9）：844－845

❁ 益气养阴生发汤

　　　生地 35g　丹皮 10g　菟丝子 10g　沙苑子 10g　炙甘草 10g　何首乌 25g　黄精 15g　桑葚 15g　女贞子 15g　生黄芪 18g

【用法】水煎，分早晚 2 次内服，每日 1 剂。1 个月为 1 个疗程，一般治疗 4 个月。

【功效】补肾填精，益气养阴。

【适应证】斑秃（肾气阴虚型）。症见：素体虚弱，头发干焦发黄，发欠光泽，呈片状脱落，且新生头发易折断，反复难愈，伴面色萎黄，神疲倦怠，头晕耳鸣，腰膝酸软，舌红，少苔，脉细数。

【疗效】以本方治疗斑秃 35 例，痊愈 19 例（斑秃区全部有终毛生长、覆盖，达到美容要求，拔毛试验阴性），显效 12 例（斑秃区普遍有毳毛生长毛发停止脱落，终毛覆盖率≥50%，拔毛试验阴性），好转 3 例（斑秃区普遍有毳毛生长，毛发停止脱落，终毛覆盖率＜50%，拔毛试验阴性或阳性），无效 1 例（仅有少许毳毛生长，头发继续脱落，拔毛试验阳性）。总有效率为 88.56%。

【来源】卢君平，闫兵强. 中医中药辨证分型治疗脱发斑秃 160 例，中国社区医师，2010，12（254）：128

❁ 大补元煎

　　　熟地 30g　蒸山萸肉 12g　生山药 20g　远志 9g　桑椹 15g　党参

12g 当归 15g 黑杜仲 15g 菟丝子 30g 枸杞 15g 蒸首乌 15g 羌活 6g 生白芍 12g

【用法】水煎，分早晚 2 次内服，每日 1 剂。同时外用鲜生姜片擦患处。20 天为 1 个疗程，一般治疗 2 个疗程。

【功效】滋肝肾，养阴血。

【适应证】**斑秃（肝肾阴虚型）**。症见：头发呈圆形、椭圆形或不规则形片状脱落，脱发区光滑，无炎症，无瘙痒，头发干焦发黄，发欠光泽。伴有轻重不同的腰膝酸软，头晕耳鸣，心烦失眠，口燥咽干，面色潮红，手足心热，舌质红，脉弦细数。

【疗效】以本方治疗斑秃 52 例，痊愈 42 例（斑秃区全部有终毛生长、覆盖，达到美容要求，拔毛试验阴性），显效 10 例（斑秃区普遍有毳毛生长毛发停止脱落，终毛覆盖率≥50%，拔毛试验阴性），好转 0 例（斑秃区普遍有毳毛生长，毛发停止脱落，终毛覆盖率＜50%，拔毛试验阴性或阳性），无效 0 例（仅有少许毳毛生长，头发继续脱落，拔毛试验阳性）。总有效率为 100%。

【来源】黄瑞五．大补元煎治疗斑秃 52 例，中国皮肤性病学杂志，1994，8（4）：262

🪷 清燥救肺汤

人参 10g 甘草 8g 枇杷叶 12g 麦冬 12g 石膏 12g 桑叶 12g 阿胶 10g 胡麻仁 12g 杏仁 12g

【用法】水煎，分早晚 2 次内服，每日 1 剂。同时外用鲜生姜片擦患处。20 天为 1 个疗程，一般治疗 2 个疗程。

【功效】清燥润肺，滋养生发。

【适应证】**斑秃（肺燥津伤型）**。症见：头发呈圆形、椭圆形或不规则形片状脱落，脱发区光滑，无炎症，无瘙痒，头发干焦发黄，发欠光泽。伴有轻重不同的头痛干咳，咽干口燥，肤燥心烦，舌红少津，脉细数。

【临证加减】头痛者，加菊花 12g，川芎 10g；便秘者，以胡麻仁易火麻仁 12g，加郁李仁 10g。

【疗效】以本方治疗斑秃 38 例，痊愈 31 例（斑秃区全部有终毛生长、覆盖，达到美容要求，拔毛试验阴性），显效 0 例（斑秃区普遍有毳毛生长毛发停止脱落，终毛覆盖率≥50%，拔毛试验阴性），好转 7 例（斑秃区普遍有毳毛生长，毛发停止脱落，终毛覆盖率＜50%，拔毛试验阴性或阳性），无效 0 例（仅有少许毳毛生长，头发继续脱落，拔毛试验阳性）。总有效率为 81.57%。

【来源】罗才盛．清燥救肺汤治疗斑秃 38 例，湖南中医杂志，1989，（2）：43

❀ 加味补阳还五汤

黄芪 30g　麻黄根 9g　当归 15g　赤芍 15g　丹参 15g　川芎 10g　红花 10g　五味子 10g　地龙 12g　桃仁 12g　羌活 9g

【用法】上药加水 400ml，浸泡 30 分钟，文火慢煎 45 分钟左右，取汁 150ml，二煎加水 300ml，取汁 150ml，两煎相合，分 2 次服。每日 1 剂，1 个月为 1 个疗程。

【功效】补气，活血，通络。

【适应证】斑秃（气虚血瘀型）。症见：头顶、枕部、颞侧等部位各有多片脱发区，占头皮总面积 2/3，脱发区头皮光亮，间有少许细软毳毛，甚或眉毛脱光。伴口干乏力，神疲纳差，多梦善忘，腰区酸困；女子伴有月经延后，量少色暗夹有血块，平时脐周轻微疼痛。舌质红、略紫暗、苔净、脉沉弦。

【临证加减】兼肝肾不足者，加熟地 15g，女贞子 15g，旱莲草 15g，菟丝子 15g，黑芝麻 15g，桑椹 15g；兼风盛血燥者，加天麻 10g，钩藤 12g，首乌藤 30g，珍珠母 30g；兼血虚者，加白芍 15g，鸡血藤 15g，炒枣仁 15g，枸杞子 12g；兼脾虚者，加白术 10g，扁豆 10g，茯苓 12g，山药 12g。

【疗效】以上法治疗斑秃 30 例，2~3 个疗程判定疗效。痊愈 19 例（头发全部长出，头皮厚度及温度恢复正常）；显效 5 例（脱发区 80% 长出新发，脱发停止，头皮厚度及温度恢复正常）；有效 4 例（50% 脱发区长出新发，脱发减轻或停止）；无效 2 例（前后脱发情况改善不明显）。总有效率为 93.3%。

【来源】魏静．加味补阳还五汤治疗斑秃 30 例．陕西中医，2003，29（7）：831－832

❀ 黑发再生丸

何首乌 20g　当归 12g　桑椹 15g　女贞子 15g　菟丝子 20g　山药

20g　枸杞子 15g　川芎 12g　天麻 12g　木瓜 12g

【用法】将上药研末炼蜜为丸，每服 10g，每日 3 次，连续 3 个月为一疗程。

【功效】补益肝肾，养血祛风。

【适应证】**斑秃（肝肾不足型）**。症见：突然或短期内头发片状脱落，呈圆形、椭圆形或不规则形，一片或数片，脱发部头皮光滑无炎症，其边缘头发松动易于拔除，无自觉症状，可反复持续数月或数年。临床多伴有头晕头痛，失眠多梦，腰膝酸软，舌质淡或有瘀斑，苔薄，脉细。

【疗效】以上法治疗斑秃 50 例，痊愈 20 例（新发全部长出，分布密度、毛发粗细、色泽同正常头发，拉发试验阴性）；显效 12 例（显效为新发生长 50% 以上，较多毳毛变为终毛，拉发试验阴性）；进步 11 例（新发生长 10% 以上，包括毳毛，但生长缓慢，拉发试验阴性成阳性）；无效 7 例（无新发生长或新发生长低于 10% 或边生长边脱落）。有效率以痊愈加显效计算，总有效率为 86.0%。

【来源】张兴苹.黑发再生丸治疗斑秃 50 例临床观察.中国医药学报，1998，13（6）：43 - 44

🪷 七宝美髯丹加味

桑寄生 12g　牛膝 12g　补骨脂 9g　黑芝麻 24g　菟丝子 12g　女贞子 15g　枸杞子 15g　制首乌 12g　旱莲草 12g　生地黄　熟地黄（各）15g　当归 9g　川芎 9g　红花 6g　桑叶 9g　白蒺藜 12g　白鲜皮 9g　防风 6g　菊花 9g　丹皮 9g　地肤子 12g

【用法】水煎，分 2 次内服，每日 1 剂。2 周为一疗程，一般治疗 4 个疗程。

【功效】滋养肝肾，养血活血，祛风清热。

【适应证】**斑秃（肝肾不足型）**。症见：突然起病，头发呈斑状脱发，无自觉症状或轻微瘙痒，轻者仅有一处脱发区，重者有数处，或多处融合成大片状脱发。伴胸闷心悸，头晕耳鸣，腰膝酸软无力，舌质淡，苔薄白，脉细弱。

【临证加减】有心悸不寐者，加酸枣仁（生炒各半）36g，珍珠母 18g（捣）；脾胃不和者，加生白术 12g，陈皮 12g，炙甘草 6g，橘络 12g，砂仁

12g，乌药9g。

【疗效】以本方治疗斑秃142例，痊愈101例（全部有终毛生长，拔发试验阴性），显效29例（秃斑处普遍有毳毛生长，被终毛覆盖超过1/2，拔发试验阴性），有效9例（秃斑处普遍生长毳毛，但终毛覆盖少于1/2，拔发试验弱阳性或阴性），无效3例（观察3个月，秃斑处仅有少许毳毛生长，或拔发试验阴性）。总有效率为91.55%。

【来源】江超，姜华静．七宝美髯丹加味治疗斑秃142例．上海中医药杂志，2002，33（12）：21-22

🪷 养血生发汤

当归12g　川芎9g　白芍15g　枸杞子20g　菟丝子15g　天麻6g
升麻9g　生黄芪30g　熟地12g　制首乌20g

【用法】上药加水400ml，浸泡30分钟，文火慢煎45分钟左右，取汁150ml，二煎加水300ml，取汁150ml，两煎相合，分2次服，每日1剂。用生姜切片烤热后擦患处数分钟，每日3次。1个月为一疗程，连续治疗2～3个疗程。

【功效】滋补肝肾，养血活血。

【适应证】斑秃（肝肾不足型）。症见：头发突然短期或反复片状脱落，单发或多发，甚至头发全部脱落，可伴随眉毛、腋毛、阴毛、胡须等体毛脱落。脱发区皮肤正常，无炎性反应，无瘢痕。病程日久，甚至全秃或普秃，多伴有头昏目眩、腰膝酸软、失眠多梦、舌淡、苔薄、脉细等症状。

【临证加减】若兼见心烦气急者，加钩藤12g，柴胡12g；兼见心悸失眠者，加炙远志12g，柏子仁12g；病程较长、面色黯黑、舌边有瘀点者，加红花10g、桃仁8g。

【疗效】以上法治疗斑秃40例，痊愈27例（脱发区停止脱发，有终末毛发生长并恢复正常）；显效8例（脱发区停止脱发，60%以上的脱发区有终末毛发生长）；好转3例（脱发区停止脱发，20%～60%的脱发区有终末毛发生长）；无效2例（脱发区观察3个月无新发生长或新发生长<20%或继续脱发）。有效率为87.5%。

【来源】曹素芬．养血生发汤治疗斑秃疗效观察．中国美容医学，2001，10（4）：293-294

加味二至丸

补骨脂 12g　旱莲草 15g　女贞子 12g　赤芍 12g　鸡血藤 30g　当归 12g　茯苓 15g　全蝎 6g　夜交藤 30g

【用法】上药加水 400ml，浸泡 30 分钟，文火慢煎 45 分钟左右，取汁 150ml，二煎加水 300ml，取汁 150ml，两煎相合，分 2 次服，每日 1 剂。

【功效】滋养肝肾，通络祛风，养心安神，养血生发。

【适应证】**斑秃（肝肾阴虚型）**。症见：头发突然短期或反复片状脱落，单发或多发，甚至头发全部脱落，可伴随眉毛、腋毛、阴毛、胡须等体毛脱落。脱发区皮肤正常，无炎性反应，无瘢痕。病程日久，伴有头目眩晕，腰膝酸软，失眠多梦，五心烦热，舌质淡红、舌苔少津，脉细或细数。

给予 5% 米诺地尔溶液外用，均匀喷涂于患处，轻按摩促进吸收，每次 1ml，每日 2 次。治疗时间为 10 周。

【疗效】以上法治疗斑秃 29 例，痊愈 6 例（头发全部长出，其分布密度及色泽均正常，拉发试验阴性）；显效 14 例（发新生 70%，密度、粗细及色泽均接近正常）；有效 8 例（发新生 30% 以上，包括有毳毛及白毛长出，且治疗后毛发停止脱落）；无效 1 例（疗程结束后，新发生长不足 30% 或继续脱落）。有效率为 96.55%。

【来源】成忠琴. 中西医结合治疗斑秃 58 例临床疗效观察. 中国现代医学杂志，2011，21（21）：2630 – 2632

归乌合剂

当归 12g　制首乌 30g　女贞子 12g　黄芪 15g　补骨脂 20g　党参 12g　茯苓 15g　炙甘草 6g　夜交藤 30g　川芎 10g　熟地黄 20g　白芍药 10g　远志 10g　菟丝子 15g

【用法】将上药按制剂工艺研制成归乌合剂口服液，每日 3 次，每次 20ml，疗程为 8 周。

【功效】滋补肝肾，益气养血。

【适应证】**斑秃（气血俱虚，肝肾不足型）**。症见：头发突然短期或反复片状脱落，单发或多发，甚至头发全部脱落，脱发区皮肤正常，无炎性反应，无瘢痕。病程日久，多见于久病体虚者，伴有神疲乏力，头晕眼花，心悸失眠，四肢无力，爪甲失荣，唇舌色淡，舌质淡、苔薄少津，脉沉细弱。

【疗效】以上法治疗斑秃 60 例，痊愈 13 例（秃发区完全生长新发，新发不脱落，其周毛发不脱落）；显效 28 例（秃发区新发生长 80% 以上，新发不脱落，其周毛发脱落控制）；有效 12 例（秃发区新发生长 50% 以上，新发不易脱落，其周毛发脱落基本控制）；无效 7 例（秃发区新发生长不明显，其周毛发仍有脱落）。有效率为 88.3%。

【来源】龙倡达，张桂林，李绍兴，等. 中药归乌合剂治疗斑秃疗效观察. 中华皮肤科杂志，2000，33（2）：130

滋养生发汤

生地 20g 制首乌 20g 当归 10g 女贞子 10g 桃仁 10g 旱莲草 9g 枸杞子 9g 红花 5g 白蒺藜 30g 山药 15g 白术 15g 熟地 15g

【用法】上药加水 400ml，浸泡 30 分钟，文火慢煎 45 分钟左右，取汁 150ml，二煎加水 300ml，取汁 150ml，两煎相合，分 2 次服，每日 1 剂。同时每日 2 次涂抹斑蝥液于斑秃处（3~5g 斑蝥研细成末，与 75% 的乙醇 100ml，2 周后过滤即成）。1 个月为一疗程，一般治疗 2 个疗程。

激光照射：隔天 1 次用氦氖激光照射 20 分钟，照射距离 20~30cm，输出功率 30mW，电流 8mA，15 次为 1 个疗程。

【功效】滋养肝肾，养血益精。

【适应证】斑秃（肝肾不足型）。症见：患部头发迅速地成片脱落，呈圆形或不规则形状，大小不等，数目 1 至数个不等，脱发区皮肤光滑，境界清楚，无自觉症状。多伴头目眩晕，腰膝酸软，失眠多梦，舌质淡红，苔薄而少津，脉细弦。

【疗效】以本方治疗斑秃 35 例，痊愈 21 例（1 个月内开始生发，3 个月内恢复正常）；显效 11 例（1 个月内开始生发，3 个月内尚有小范围秃发区或头发稀疏）；有效 2 例（2 个月内有生发反应，但长期停留在此阶段）；无效 1 例（连续治疗 3 个月无生发反应）。总有效率为 91.42%。

【来源】韩婷梅. 中药制剂联合激光照射治疗斑秃疗效观察. 中国实用医药，2013，8（4）：51-52

🪷 首乌方

熟地黄 15g　制何首乌 15g　女贞子 20g　墨旱莲 20g　茯苓 15g　白术 15g　羌活 15g　天麻 10g　当归 15g　白芍 15g　川芎 15g　甘草 10g

【用法】上药加水 400ml，浸泡 30 分钟，文火慢煎 45 分钟左右，取汁 150ml，二煎加水 300ml，取汁 150ml，两煎相合，分 2 次服，每日 1 剂。1 个月为一疗程，连续治疗 3 个疗程。

【功效】补益肝肾，养血生发。

【适应证】**斑秃（肝肾不足型）**。症见：头发突然短期或反复片状脱落，单发或多发，甚至头发全部脱落，脱发区皮肤正常，无炎性反应，无瘢痕。病程日久，多见于久病体虚者，伴有神疲乏力，头晕眼花，心悸失眠，四肢无力，爪甲失荣，唇舌色淡，舌质淡、苔薄少津，脉沉细弱。

【临证加减】偏阳虚者，加补骨脂 15g，怀牛膝 15g；偏阴虚者，加枸杞子 20g，黄精 10g；气虚明显者，加黄芪 15g，党参 15g；血虚明显者，重用当归 10g，加鸡血藤 10g，阿胶 15g，紫河车 15g；伴有失眠者，加夜交藤 15g，酸枣仁 10g，远志 10g；伴有头皮刺痛等血瘀症状者，加桃仁 10g，丹参 10g。

【疗效】以上法治疗斑秃 34 例，痊愈 5 例（疗后总评分为 8～9 分）；显效 24 例（疗后总评分为 5～7 分）；有效 5 例（疗后总评分为 3～4 分）；无效 0 例（疗后总评分为 0～2 分）。有效率为 85.29%。

【来源】李彦，杨素清．首乌方治疗肝肾不足型斑秃的临床观察．黑龙江中医药大学硕士学位论文，2012

🪷 桑椹生发汤

桑椹 30g　楮实子 30g　黄芪 30g　熟地 12g　当归 12g　白芍 12g　制首乌 12g　党参 12g　白术 12g　茯苓 12g　远志 10g　企边桂 10g　天麻 10g　陈皮 10g　五味子 6g　炙甘草 6g

【用法】文火煎熬 20 分钟，将药液倒入容器，再如法煎两次，将 3 次药液混匀分 5 次内服，每次服 200ml 左右，每日 3 次。1 个月为一疗程，一般服用 1 个疗程，重者 2～3 个疗程。

【功效】养营血，助心阳。

【适应证】**斑秃（营血不足型）**。症见：头发突然短期或反复片状脱落，单发或多发，甚至头发全部脱落，可伴随眉毛、腋毛、阴毛、胡须等体毛脱落。脱发区皮肤正常，无炎性反应，无瘢痕。病程日久，甚至全秃或普秃，多伴有头目眩晕，爪甲色淡，心悸失眠，舌质淡、舌苔薄，脉细等症状。

【疗效】以上法治疗斑秃36例，痊愈30例（以头发、须眉完全长齐无脱落）；有效6例（服药后有头发新生但仍有脱落）；无效0例（服药1月后无新发生长）。有效率为100%。

【来源】赵义恩，赵泽恩. 桑椹生发汤治疗斑秃36例. 四川中医，2004，22（1）：82

❀ 益肾养血汤

熟地黄10g　何首乌藤30g　女贞子30g　菟丝子30g　当归10g
白芍10g　天麻10g　川芎10g　黄芪15g　白术10g　丹参20g

【用法】水煎服，每天2次，每日1剂。治疗2个月为1个疗程。

【功效】滋补肝肾，养血益精。

【适应证】**斑秃（肝肾不足型）**。症见：头皮突然发现圆形或椭圆形的脱发区，周围头发枯黄，边界清楚，皮肤光滑，无炎症，大多无明显的自觉症状。多伴有头昏、耳鸣、失眠、目眩、苔薄舌淡、脉细等症状。

【临证加减】伴失眠者，加远志10g，茯苓10g；伴大便秘结者，加大黄6g；情志异常者，加香附10g，柴胡10g。

【疗效】以本方治疗斑秃40例，痊愈23例（头发全部长出，分布密度及色泽均正常），显效9例（新发生长70%以上，密度、粗细及色泽均接近正常），进步5例（新发生长30%以上，有毳毛及白发长出，毛发停止脱落），无效3例（治疗1个月以上，新发生长不足30%，或继续脱落）。总有效率为80%。

【来源】王丽华. 益肾养血汤治疗斑秃40例. 河北中医，2006，28（3）：182

❀ 富氏验方

熟地30g　当归30g　川芎24g　首乌30g　羌活24g　天麻20g
杭菊30g　桑叶30g　旱莲草24g　菟丝子30g　黑芝麻100g　柴胡15g

茯苓皮 20g　白术 30g　女贞子 30g

【用法】上方研粉，一次 6g，配 1 个核桃仁，每日早晚 2 次冲服。并配合外治疗法：用鲜生姜片反复擦秃发部位。1 个月为一疗程。

【功效】补益肝肾，健脾养血。

【适应证】**斑秃（肝肾不足型）**。症见：头发突然成片状脱落，脱发区呈圆形、椭圆形或不规则形，大小不等，头皮光亮，毛囊口清晰可见。脱发区皮肤正常，无炎性反应，无瘢痕。病程日久，伴有头目眩晕，腰膝酸软，失眠多梦，舌质淡、舌少，脉细弱。

【疗效】以上法治疗斑秃 36 例，痊愈 28 例（头发全部长出，其分布密度及色泽均正常，拉发试验阴性）；显效 6 例（头发停止脱落，有新发长出，但色泽较差，密度较原来稀疏）有效 1 例（发新生 30% 以上，包括有毳毛及白毛长出，且治疗后毛发停止脱落）；无效 1 例（疗程结束后，新发生长不足 30% 或继续脱落）。有效率为 97.22%。

【来源】富齐英，蒋绿英. 中药验方治疗斑秃 36 例. 中国社区医师，2009，11（210）：124

速效生发丸

香附 15g　枳壳 15g　丹参 10g　牡丹皮 15g　桃仁 10g　红花 10g
川芎 10g　当归 15g　清半夏 15g　炙鳖甲 10g　苍术 15g　鸡内金 20g
枳实 10g　蜣螂 10g　地骨皮 20g　茯苓 15g　白术 15g　女贞子 30g
菊花 10g　天麻 15g　党参 15g　淫羊藿 30g　菟丝子 30g　酸枣仁 15g
全蝎 15g

【用法】上药由制剂室做成胶囊，早晚饭后各服 1 丸，温开水送服，服药期间禁食生冷、辛辣、油腻，1 个月为一疗程，服药 2 个疗程后观察疗效。

【功效】益肾填精，补气养血，消积除滞，祛风通络。

【适应证】**斑秃（肝肾不足型）**。症见：头发突然成片状脱落，脱发区呈圆形、椭圆形或不规则形，大小不等，头皮光亮，毛囊口清晰可见。多伴头晕目眩，心悸怔忡，失眠多梦，胸闷气短，肢麻痉挛，腰膝酸软，口苦咽干，食少纳差，月经不调等。

【疗效】以上法治疗斑秃 300 例，痊愈 245 例（患处全部长出新发，分布密度、粗细、色泽均同正常毛发，饮食、睡眠均正常，兼症消失，随访 2 年未见复发）；有效43例（脱发停止，毛发部分长出，密度、粗细、色泽不均，饮食、睡眠及兼症大多好转或痊愈）；无效12例（脱发及其他兼症稍见改善，虽有新发长出，但疗效不能巩固）。有效率为96.0%。

【来源】宁洪端，方敬. 速效生发丸治疗脱发300例疗效观察. 河北中医，2002，24（9）：661

🪷 补肾生发丸

制何首乌200g　黑芝麻150g　黄精100g　熟地150g　山药150g　山茱萸150g　女贞子120g　墨旱莲120g　牡丹皮120g　盐泽泻100g　当归120g　川芎120g　炒水蛭100g　䗪虫100g　枸杞子120g　甘草80g

【用法】上药共研细末水泛为丸，每次12~15g，每日3次，温开水送服。1个月为1个疗程。

【功效】滋补肝肾，活血逐瘀。

【适应证】斑秃（肝肾不足，气血瘀滞型）。症见：突然发生头发片状脱落，形成1个或数个边界清楚的圆形、椭圆形或不规则脱发区，脱发区域头皮光亮。多伴有神疲乏力，头目眩晕，腰膝酸软，心悸失眠，舌淡红或暗，舌苔少津或淡胖、边有齿印，脉细弱或沉细无力。

【临证加减】兼有气虚者，加黄芪120g、西洋参100g；兼有肝郁气滞者，加柴胡80g，枳壳100g，郁金80g；伴有失眠多梦者，加酸枣仁120g，龙眼肉100g，炙远志100g。

【疗效】以本方治疗斑秃51例，治疗3个疗程后统计疗效。痊愈35例（脱发区生出黑色新发，浓密程度与其他部位无显著差异，未再发生新的斑秃区）；显效10例（不再发生新的斑秃区）；有效5例（不再发生新的斑秃区，秃区有≥20%新发生长）；无效1例（脱发区无新发生长或新生长的头发<20%）。有效率为痊愈、显效及有效之和。总有效率为98.04%。

【来源】郑传华. 自拟补肾生发丸治疗斑秃. 湖北中医杂志，2011，33（1）：57

🪷 生发丸

杜仲10g　枸杞子10g　女贞子15g　当归15g　生侧柏叶30g　白

蔻仁 10g

【用法】上药共为细末，水泛为丸，每日 2 次，每次 7g，淡盐水送下，30 天为 1 个疗程。

【功效】滋补肝肾，养血生发。

【适应证】**斑秃（肝肾不足型）**。症见：头发呈斑片状脱落，轻者仅有 1 处脱发区，重者有数处或多数融合成大片状脱落，脱发区光滑，无自觉症状。伴有头晕眼花，失眠多梦，腰膝酸软，舌质红，苔薄，脉细。

【疗效】以本方治疗斑秃 70 例，痊愈 45 例（服药 1 个月，全身症状减轻，脱发得以控制，有新发长出）；好转 21 例（服药一个半月后，脱发减少）；无效 4 例（服药 2 个月后，症状有所改善，但脱发仍不能控制为无效）。总有效率为 94.28%。

【来源】邢月娥. 生发丸治疗脱发 70 例疗效观察. 中国药业，1995，(3)：13

第二节　外治方

一、外搽剂

生发灵

桑叶 20g　侧柏叶 20g　半夏 20g　首乌 20g　白人参 20g　花椒 20g　苦楝皮 10g　白芍 10g　生姜 5 片　红辣椒 2 个

【用法】将上述药物一同浸入 75% 乙醇 500ml 中，1 周后滴入蓖麻油 5 滴，摇匀备用。直接用棉签蘸取药液涂擦患部，每日 3 次。涂擦后可在秃发区适当按摩。1 个月为 1 个疗程。

【功效】滋阴养血，祛风生发。

【适应证】**斑秃**。突然或短期内头发片状脱落，单发或多发，脱发区皮色正常，无明显炎症反应，脱发区皮肤未见萎缩及瘢痕。

【疗效】本方治疗斑秃 62 例，3 个疗程结束后判定疗效。痊愈 58 例（皮损区长出黑色正常或稍细的毛发），显效 2 例（皮损区长出纤细柔软的毳毛），有效 2 例（停止脱发，皮损周缘拔发试验阴性），无效 0 例（皮损周缘拔发试验阳性，皮损增大或数目增多），总有效率100%。

【来源】曾思平．生发灵治疗斑秃的疗效观察，中国皮肤性病学杂志，1999，（2）：114

🪷 生发擦剂

补骨脂10g　土槿皮10g　毛姜10g　川楝子10g　白鲜皮10g　百部10g　川花椒6g　老姜6g　紫荆皮6g

【用法】上药置于醋中浸泡1周后，取浸出液外擦患处，每日3次。1个月为一疗程，一般治疗2个疗程。

【功效】杀虫止痒生发。

【适应证】斑秃。初起头皮瘙痒不适，继则头发成片脱落，初起为一个或数个边界清楚的圆形或椭圆形脱发区，直径约1~2cm或更大。若处于进展期，脱发区毛发疏松易拔出；恢复期，损害边缘处毛发坚固。

【疗效】本方治疗斑秃35例，痊愈24例（新发全部长出，分布密集，毛发粗细、色泽同正常头发，轻拉试验阴性）；显效8例（新发生长50%以上，有较多毳毛变为粗毛，轻拉试验阴性）；进步3例（新发包括毳毛生长10%以上，但生长缓慢，轻拉试验阴性或阳性）；无效5例（无新发生长或新发生长低10%或边生长边脱落）。有效率以痊愈加显效计，总有效率为91.4%。

【来源】王斗训，肖小琴，陈霞．单方治疗斑秃35例的临床观察，浙江中医杂志，2007，23（4）：303

🪷 雷公藤合剂

雷公藤浸膏片20片（每片1.25g）　生地30g　丹皮30g　首乌30g

【用法】上药共碾碎，浸入75%乙醇500ml，1周后制成酊剂，外擦患处，以头皮有灼热感为度，每日3次，1个月为一个疗程。

【功效】活血生发。

【适应证】斑秃。头皮处发生圆形、椭圆形或不规则形斑状脱发，一片或数片，脱发部头皮光滑无炎症，其边缘头发松动易于拔除，无自觉症状，可反复持续数月或数年。

【疗效】本方治疗斑秃 68 例，治愈 48 例（1 疗程后生长出小面积毳毛，2 疗程后长满毳毛并且变褐色至黑色，长达 0.5cm 以上）；好转 16 例（治疗 2 疗程后，斑秃部位生长出毳毛，且逐渐变多，变褐色）；无效 4 例（治疗 2 疗程后未见生长毳毛）。总有效率为 94.12%。

【来源】张恒耀，李鸣九，黄青林，等. 雷公藤合剂治疗斑秃 68 例疗效观察，新中医，2006，38（4）：66

复方丹参酊

复方丹参液 20ml　地塞米松注射液 50ml　丙酸睾丸酮注射液 250ml　氮酮 0.5ml（75% 乙醇加至 100ml）

【用法】外用涂擦，每日 4 次，以局部发热为度。

【功效】活血生发。

【适应证】斑秃。头皮处发生圆形、椭圆形或不规则形斑状脱发，一片或数片，脱发部头皮光滑无炎症，其边缘头发松动易于拔除，无自觉症状，可反复持续数月或数年。

【疗效】本方治疗斑秃 30 例，痊愈 10 例（新发全部长出，分布密度、毛发粗细、色泽同正常头发，拔毛试验阴性），显效 17 例（新发生长 50% 以上，较多毳毛变为终毛，拔毛试验阴性），进步 3 例（新发生长 10% 以上，包括毳毛，但生长缓慢，拔毛试验阴性或阳性），无效 0 例（无新发生长或新发生长低于 10% 或边生长边脱落）。总有效率为 90%。

【来源】廖志恒，复方丹参酊治疗斑秃的临床疗效，中国皮肤性病学杂志，1993，（2）：50

生发精搽剂

人参 10g　当归 10g　川芎 10g　熟地 20g　丹参 10g　制首乌 20g　巴戟天 10g　女贞子 10g　羌活 10g　蛇床子 10g　黑芝麻 10g　桑椹 15g　75% 乙醇 500ml

【用法】上药存于 75% 乙醇 500ml 中浸泡 1 周，去渣存酊备用，每日外擦 3 次，1 个月为一疗程。

【功效】补益肾气，养血生发。

【适应证】斑秃。头顶及枕部多处脱发，如钱币大小，头皮光亮，界限分明，有或无自觉症状。

【疗效】本方治疗斑秃137例，治愈（原秃发区长满毳毛或短发，无新秃发区）99例，显效（原秃发区80%长出毳毛或短发，无新秃发现象）0例，好转（原秃发区50%开始有毳毛生长，无新秃发区）0例，无效（原秃发区无毳毛生长）38例，总有效率为83.94%。

【来源】从晓军．生发精擦剂治疗斑秃的疗效观察，延边医学院学报，1991，（4）：34

魏氏外用擦剂

补骨脂20g　旱莲草10g　斑蝥2个　红花5g　川椒10g　干姜10g　70%乙醇200ml

【用法】上药置于70%乙醇200ml中，浸泡1周去渣，药物外搽患处，每日3~5次，1个月为一疗程。

【功效】补肾助阳，活血生发。

【适应证】斑秃。

【疗效】本方治疗斑秃123例，痊愈87例（脱发区边缘头发牢固不易拔出，无新的脱发区，原脱发区长满毳毛或短发），显效31例（脱发区边缘头发不易拔出，无新脱发现象，原脱发区开始有毳毛生出），无效5例（连续用药2个月，脱发区无毛发长出），总有效率为95.93%。

【来源】魏文全．自制外用擦剂治疗斑秃123例，河南中医杂志，1990，（3）：62

生发透剂

地塞米松0.5g　复方丹参液200ml　二甲基亚砜600ml　辣椒酊50ml（95%乙醇加至1000ml）

【用法】上药混匀备用，外搽患处，每日2次，1个月为一疗程，一般用药2~3个疗程。

【功效】活血通经。

【适应证】斑秃。突然头顶及枕部两处脱发如五分硬币大小，头皮光亮，界限分明，有或无自觉症状。

【疗效】上方治疗斑秃 40 例，痊愈 24 例（新发全部长出，分布密集、毛发粗细、色泽同正常头发，拉发试验阴性），显效 13 例（新发生长 > 50%，较多毳毛变为粗毛，拉发试验阴性），进步 3 例（新发生长 10% 以上，包括毳毛，但生长缓慢，拉发试验阴性或阳性），无效 0 例（无新发生长或新发生长低于 10% 或边生长边脱落）。总有效率为 92.5%。

【来源】于成华，陈四平，何阳．生发透剂治疗斑秃 40 例疗效观察．中国民康医学，2010，23（6）：456

双花二乌酊

芫花 10g　红花 10g　制川乌 10g　制草乌 10g　细辛 10g　川椒 10g　75% 乙醇 500ml

【用法】上药与 75% 乙醇 500ml 共置密闭容器内浸泡 1 周备用。用药棉蘸药液稍用力搽患处，至头皮发热、发红为度。1 日 4 次，30 日为一疗程。

【功效】辛温通络，活血化瘀。

【适应证】斑秃。

【疗效】以上方治疗斑秃 33 例，痊愈 22 例（毛发停止脱落，脱发全部长出，其分布密度、粗细、色泽与健发区相同）；显效 7 例（毛发停止脱落，脱发再生达 70% 以上，其分布密度、粗细、色泽接近健发区）；有效 2 例（毛发停止脱落，脱发再生达 30% 以上，包括毳毛及白发长出）；无效 2 例（脱发再生不足 30% 或仍继续秃落）。总有效率达 94.94%。

【来源】丁晓华，倪红，陈克彦．双花二乌酊治疗斑秃 33 例疗效观察．中国民康医学，2012，24（7）：856

中药外搽合剂

紫荆皮 30g　补骨脂 20g　白芷 15g　菟丝子 15g　羌活 10g　斑蝥 5g　樟脑 3g　米酒 500ml

【用法】上药密封浸泡 2 周备用，每日外搽 3~4 次。配合局部紫外线照射：中药外搽 10~15 天后，进行局部紫外线照射，首次一般由中红斑量（强度 5MED）开始，下次照射增原剂量的 50%~75%，照射频度每周 2 次。每疗程 15 次。

【功效】补肾活血生发。

【适应证】**斑秃**。

【疗效】上方治疗斑秃 20 例，痊愈 9 例（脱发处非毳毛性毛发完全生长，未出现新脱发斑），显效 7 例（脱发面积60%以上有非毳毛性毛发生长，未出现新脱发斑），有效 3 例（脱发面积30%～59%以上有非毳毛性毛发生长，未出现新脱发斑），无效 1 例（毛发生长不足脱发面积30%，或又见新脱发斑）。总有效率为80.0%。

【来源】吴思成，丁晓阳. 中药外搽加局部紫外线照射治疗斑秃 20 例疗效观察. 中华皮肤科杂志，1980，（4）：73

🪷 斑秃药酒

黑芝麻50g　何首乌30g　桑椹20g　95%乙醇1000ml

【用法】将上药纱布袋包扎，在95%乙醇中浸泡20天，过滤药液，加入10%斑蝥酊100ml，10%川椒酊500ml，充分融合后，再加入少量5%蓖麻油，搅匀即可。外涂患处，每日 2～3 次。治疗 1 个月为 1 个疗程。

【功效】祛风活血通络。

【适应证】**斑秃（肝肾不足型）**。症见：头发突然呈片状脱落，头皮光亮，失眠多梦，腰酸腿软，舌淡苔白，脉细弱。

【疗效】以本方治疗斑秃 42 例，痊愈 28 例（患处毛发全部生长与正常无异），显效 9 例（脱发处长出 2/3 新发者），有效 3 例（治疗后有毛发生长或脱发减少），无效 2 例（治疗前后无变化）。总有效率为95.2%。

【来源】陈霞，曹毅. 斑秃的中医论治. 光明中医，2011，26（4）：804－805

🪷 补骨脂酊

补骨脂30g　侧柏叶10g　60%乙醇100ml

【用法】外搽补骨脂，待干后，戴太阳镜及护面罩，距灯50cm处照射，首次 30 秒，渐增加至 2～3 分钟，隔日 1 次。每日搽补骨脂酊 1～2 次。总疗程 7 周。

【功效】补养防脱。

【适应证】**斑秃**。症见：头皮处突发圆形、椭圆形或不规则形斑状脱发，一片或数片，脱发部头皮光滑无炎症，无自觉症状。

【疗效】以上法治疗斑秃 52 例，痊愈 37 例（头发全部长出，密度及色泽正常，拔发试验阴性）；显效 11 例（头发新生 70%，密度、粗细色泽接近正常）；有效 3 例（头发新生 30% 以上，有毳毛长出，毛发停止脱落）；无效 1 例（治疗 7 周新发生长不足 30% 或继续脱落）。总有效率 98.07%。

【来源】刘子航，卢泰山，张义忠. 补骨脂酊外搽治疗斑秃 52 例. 中国皮肤性病学杂志，1996，10（2）：116

活血生发酊

红花 20g　丹参 20g　川芎 10g　当归 10g　何首乌 20g　补骨脂 10g　骨碎补 10g　羌活 10g　天麻 10g　侧柏叶 20g　干姜 10g

【用法】将以上药物粗粉碎成粉，混匀，照流浸膏剂与浸膏剂项下的渗滤法，用 80% 乙醇作溶剂，浸渍 48 小时后缓缓渗滤，收集渗滤液适量，以 80% 乙醇和水调整至规定量，使含醇量为 70%～75%，搅拌均匀，过滤，分装，即得。涂擦患处，每天 3 次，连续治疗 3 个月。

【功效】活血生发。

【适应证】斑秃。症见：数片边缘清楚的圆形及椭圆形秃发斑，秃发区直径 1.0～6.8cm，脱发部头皮光滑无炎症，无自觉症状。

【疗效】以上法治疗斑秃 30 例，痊愈 14 例（头发全部长出，其分布密度、粗细及色泽均恢复正常，拉发试验阴性）；显效 9 例（新发生长 >70%，包括密度、粗细及色泽均接近正常）；有效 5 例（新发生长 >30%，包括有毳毛及白发长出，且治疗后毛发停止脱落）；无效 2 例（治疗 3 月以上新发生长 <30% 或继续脱落者）。总有效率 93.3%。

【来源】曹昌斧，刘玉才. 活血生发酊治疗斑秃的疗效观察. 临床合理用药，2010，3（15）：27－28

两叶生发酊

人参叶 30g　侧柏叶 30g　补骨脂 30g　骨碎补 30g　赤芍 30g　红花 15g

【用法】将上述药物加入 40～50 度的白酒 300ml 中浸泡 3 天即可，涂擦患处，每天3次，1个月为一疗程，一般治疗3个疗程。

【功效】益气活血生发。

【适应证】**斑秃**。症见：突然或短期内头发片状脱落，单发或多发，脱发区皮色正常，无明显炎症反应，脱发区皮肤未见萎缩及瘢痕。

【疗效】以上法治疗斑秃45例，痊愈32例（脱发处非毳毛性毛发完全生长，未出现新脱发斑）；显效7例（脱发面积60%以上有非毳毛性毛发生长，未见新脱发斑）；有效4例（脱发面积30%～59%有非毳毛性毛发生长，未见新脱发斑）；无效2例（毛发生长不足脱发面积的30%，或见新脱发斑）。总有效率95.56%。

【来源】凌桂梅. 两叶生发酊治疗斑秃45例疗效观察. 新中医, 2010, 42 (6)：55-56

三仙生发酊

侧柏叶100g　当归100g　辣椒100g　75%乙醇1500ml

【用法】取上述药物各100g粉碎成粗粉，浸泡于75%乙醇1500ml中，10天后过滤去渣，取汁密封备用。采用三仙生发酊涂于患处，3～4次/日，30天为1个疗程，连用3个疗程。

【功效】活血生发。

【适应证】**斑秃**。症见：无自觉症状突发的头发成片脱落，可有1个或数个边界清楚的圆形或椭圆形脱发区，若处于进展期，脱发区周围毛发脱落后，头皮无炎性反应，无萎缩，毛囊清晰可见，也无自觉症状。

【疗效】以上法治疗斑秃42例，痊愈27例（斑秃区全部有终毛生长覆盖，达到美容要求，拔毛试验阴性）；显效8例（斑秃区普遍有毳毛生长，毛发停止脱落，终毛覆盖率>50%，拔毛试验阴性）；有效2例（斑秃区普遍有毳毛生长，毛发停止脱落，终毛覆盖率<50%，拔毛试验阴性或阳性斑）；无效5例（治疗观察3个月，仅有少许毳毛生长，头发继续脱落，拔毛试验阳性）。总有效率88.10%。

【来源】刘保国，李志英，李显平. 三仙生发酊对斑秃患者血浆P物质的影响. 四川中医, 2007, 25 (2)：86-87

复方桑白皮酊

桑白皮15g　毛姜15g　黄芪15g　枸杞子15g　丹参15g　党参

15g 当归 15g 赤芍 15g 75%乙醇 200ml

【用法】取上述药物浸泡于 75%乙醇 200ml 中，浸泡 7 天过滤存酊，密封备用。采用复方桑白皮酊涂于患处，每日 3 次，30 天为 1 个疗程，连用 2 个疗程。

西药：口服药物：甘草酸二胺胶囊 3 粒、螺旋藻片 3 片、活力苏口服液 5ml，均为 3 次/天。

【功效】活血生发。

【适应证】**斑秃**。症见：突发头发成片脱落，可有 1 个或数个边界清楚的圆形或椭圆形脱发区，若处于进展期，脱发区周围毛发脱落后，头皮无炎性反应，无萎缩，毛囊清晰可见，也无自觉症状。

【疗效】以上法治疗斑秃 50 例，痊愈 27 例（脱发斑均有新发生长，"!"发消失，轻拉试验阴性）；显效 14 例（脱发斑有 50%以上新发生长，"!"发消失，轻拉试验阴性）；有效 6 例（脱发斑生长新发在 10%～50%之间）；无效 3 例（新发生长＜10%或继续脱发）。总有效率 94.0%。

【来源】宋兆友．中西医结合治疗斑秃 50 例疗效观察．皮肤与性病学杂志，2010，32（2）：24

🪷 养血生发擦剂

首乌 200g 补骨脂 100g 骨碎补 100g 红花 30g 川芎 30g 蛇床子 100g 白鲜皮 100g 侧柏叶 200g 75%乙醇 2000ml

【用法】用生姜蘸养血生发擦剂涂于患处 2～3 分钟，每日 2～3 次。疗程最长者 90 天，最短者 20 天，平均 28 天。

【功效】补益肝肾，养血活血，祛风止痒。

【适应证】**斑秃**。症见：突然在头部出现一块或数块圆形或卵圆形局限性斑状脱发，大小不等，境界清楚，可有瘙痒不适，亦可无自觉症状；秃发处皮肤正常，毛囊口清楚可见，无炎症现象。

【制法】将上述药物粗粉碎后，浸泡于 75%乙醇 2000ml 中，浸泡 15 天过滤存酊，密封备用。

【疗效】以上法治疗斑秃 86 例，痊愈 80 例（脱发区有终毛生长，局部外观恢复正常，周围无毛发松动，新发生长不再脱落逐渐变粗变黑）；显效 6 例（脱发区毳毛生长普遍，终毛生长面超过 1/2，新生发不脱落，逐渐变粗变黑）；有效 0 例（脱发区普遍生长毳毛，终毛生长面未达 1/3）；无效 0 例（有少许毳毛而无终毛生长）。总有效率 100%。

【来源】吴文芝. 养血生发擦剂治疗斑秃 86 例. 江苏中医药，2005，26（12）：8

二、针灸疗法

🪷 局部围刺法

取穴：脱发区　百会　风池　大椎　太阳

【用法】局部常规消毒后，用 0.30mm × 40mm 华佗牌针灸针先在脱发区行局部围刺操作。用 4 根以上毫针，分别由患处边缘斜向（针尖与皮肤呈 15°～45°角）或沿皮刺向病变中心，快速捻转行气，捻转速度度每分钟可达 200 次左右，进针后持续捻转 2～3 分钟，每针距离宜依据症情相隔 0.5～3cm，进针深度为 0.3～1 寸，以得气为佳。在围刺的同时，在病灶中心刺入 1～3 针，进针可略浅，留针 30 分钟。然后常规针刺百会、风池、大椎等穴，留针 30 分钟。每天治疗 1 次，每次留针 30 分钟。每周治疗 6 次，4 周为一疗程。

【功效】疏通经络，活血化瘀。

【适应证】斑秃。症见：无自觉症状突发的头发成片脱落，可有 1 个或数个边界清楚的直径约 1～2cm 或更大的圆形或椭圆形脱发区。

【临证加减】气血两虚者加气海、血海、足三里；肝肾不足者加肝俞、肾俞、太溪；血热生风者加曲池、血海；瘀血阻络者加膈俞、太冲；伴头晕失眠者加神门、三阴交、印堂。

【疗效】以上法治疗斑秃 20 例，治疗 2 个疗程后统计疗效。痊愈 12 例（头发全部长出，分布密集，毛发粗细、色泽同正常头发，轻拉实验阴性），显效 6 例（脱发区 50% 长出新发，有较多毫毛变为粗毛，轻拉实验阴性），无效 2 例（无新生毛发或新生毛发低于 10% 或边生长边脱落），总有效率为 90%。

【来源】张玉娟，刘元峰. 局部围刺合中药治疗斑秃 20 例. 湖南中医杂志，2012，28（5）：99－100

🪷 合谷刺法结合局部注射

取穴：斑秃周边　百会　风池　太阳

【用法】局部常规消毒，选用 0.30mm × 40mm 华佗牌不锈钢毫针先行合谷刺操作。先将一根针与皮肤呈 15°角斜刺或沿皮刺入斑秃边缘皮下肌层，快速捻针，频率达 200 转/分钟，然后退至浅层分别向左右两旁斜刺，使针在同一腧穴刺向 3 个不同方向，每个方向均捻针，根据患者对疼痛耐受程度不同控制捻针的时间在 1~2 分钟（但不可少于 1 分钟），然后留针。用同样的方法，在斑秃另一侧进针，使两针相互交叉，进针时注意使两针针体不相接触，以免通电时短路。在斑秃周边两针接电针，采用疏密波，正脉冲幅度为 50V，负脉冲为 35V，共留针 30 分钟。同时配以平补平泻手法针刺主穴，以加强疗效。起针后，采用甲钴胺注射液（曲力）1ml 沿斑秃边缘向中心进行局部注射。每日治疗 1 次，针刺 6 日休息 1 天，30 天为一疗程。

【功效】通经活络，调节免疫。

【适应证】斑秃。症见：斑秃区大小 1~4cm²，皮损为 1 个或多个边界清楚的圆形或椭圆形脱发区。临床多伴有头痛、失眠多梦、精神抑郁等。

【临证加减】血虚风燥者，加足三里、血海；气滞血瘀者，加太冲、血海、头维、内关；头晕者，加上星、足三里；失眠者，加神门、三阴交；腰酸耳鸣者，加肾俞、太溪。

【疗效】以上法治疗斑秃 35 例，1 个疗程后观察疗效。痊愈 15 例（新发全部长出，分布密集，毛发粗细、色泽同正常头发，轻拉试验阴性），显效 18 例（新发生长 50% 以上，有较多毫毛变为粗毛，轻拉试验阴性），无效 2 例（无新发生长或新发生长低 10% 或边生长边脱落）。总有效率为 94.3%。

【来源】金泽，杨菲，王玉琳. 合谷刺法结合局部注射治疗斑秃 35 例. 中国针灸，2011，31（1）：89-90

🪷 梅花针结合生姜

部位：脱发区

【用法】梅花针叩刺同时生姜涂抹治疗，3 天治疗 1 次，10 次一疗程。患者采取坐位，斑秃部位先用 0.5% 碘伏涂擦，再用 75% 乙醇脱碘。将梅花针针头放在酒精灯上烧灼，以右手食指伸直压在针柄上，其他四指握住针柄，针的尾端放在腕横纹上，用梅花针在患者秃发区周围进行轻轻叩击，叩击时针尖对准叩击部位，由外向内，力度均匀，叩至患处轻微出血，然后取几片厚度约 4mm 的生姜片，对患处进行反复涂抹至患者感觉头皮发热，秃发处皮肤微红为止。

【功效】通经活络。

【适应证】**斑秃**。症见：秃发突然发生，无任何自觉症状，常由患者本人或他人无意中发现，秃发区光滑，境界清楚，头皮瘙痒，发麻发胀。

【疗效】以上法治疗斑秃 32 例，3 个疗程后观察疗效。痊愈 23 例（脱发停止，脱发区 100% 长出新发，头皮厚度、温度正常）；显效 4 例（头皮厚度、温度正常，脱发停止，脱发区 80% 以上长出新发）；有效 2 例（头皮厚度、温度正常，脱发停止，脱发区 50% 以上长出新发）；无效 3 例（头皮厚度、温度正常，无新发长出）。总有效率为 90.62%。

【来源】胡双宝．梅花针结合生姜综合疗法治疗斑秃 32 例分析．中国医药科学，2011，1（14）：103

梅花针合穴位注射

部位：脱发区 足三里 曲池

【用法】梅花针：先用 75% 的乙醇棉球消毒病变部位，用消过毒的梅花针叩刺病变部位 15～20 分钟，以患处皮肤微微渗血为度，再用切好的生姜片稍用力涂抹患处 3～5 分钟，以皮肤潮红发热为度，轻击项后两侧膀胱经至潮红，嘱患者不能马上洗头，需间隔至少 1 小时。

穴位注射：取当归注射液 4ml、维生素 B$_{12}$ 注射液 1ml，如患者身体热象较明显，可将"当归注射液"改为"丹参注射液"，分别注入穴位"足三里"和"曲池"各等份。以上 3 种疗法综合使用，3 天 1 次，10 次为一疗程。

【功效】活血通经。

【适应证】**斑秃**。症见：秃发突然发生，无任何自觉症状，常由患者本人或他人无意中发现，脱发区皮肤光亮，境界清楚。

【疗效】以上法治疗斑秃 30 例，痊愈 18 例（毛发停止脱落，脱发全部长出，其分布密度、粗细、色泽与健发区相同，皮脂分泌恢复正常）；显效 7 例（毛发停止脱落，脱发再生达 70% 以上，其密度、粗细、色泽均接近健发区，皮脂分泌明显减少）；有效 2 例（毛发停止脱落，脱发再生达 30% 以上，包括毳毛及白发长出）；无效 3 例（脱发再生不足 30% 或毛发继续脱落）。总有效率为 90.0%。

【来源】高燕．梅花针配合穴位注射治疗斑秃的临床观察．亚太传统医药，2011，7

（3）：66－67

壮医药线点灸疗法

主穴：莲花穴。根据脱发的范围，沿脱发区周边选取 8～10 个点成一组穴位，组穴相连呈莲花状故名莲花穴。

配穴：肾俞、脾俞、足三里补肾健脾，益气养血；血海、三阴交活血化瘀，去瘀生新；神门、百会、内关养心安神，调节睡眠。

【用法】①施术工具：酒精灯，壮医药线（均采用广西民族医药研究所制的壮医药线），选取直径为 0.7mm 的 2 号药线。②操作方法：以右手拇、示二指持药线的一端，并露出线头约 0.5cm 左右，将线头在酒精灯火上点燃，抖掉火焰，待其形成珠状火星时，快速将火星点按于所选穴位上，每按火灭即起为 1 壮。一般主穴每穴 1 壮，配穴每穴 2～3 壮，隔日治疗 1 次，15 次为一疗程，连续治疗 3 个疗程。

【功效】健脾益肾，养心安神，通经活络。

【适应证】**斑秃**。症见：头发突然成片脱落，呈圆形、椭圆形或不规则形，边界清楚，头皮光亮，无炎性反应，无自觉症状。伴夜寐不佳，失眠多梦，乏力纳差，头目眩晕，舌质淡，苔薄，脉细。

【疗效】以上法治疗斑秃 30 例，痊愈 20 例（秃发区完全生长新发，新发不脱落，其周围毛发不脱落）；显效 6 例（秃发区新发生长 80% 以上，新发不脱落，其周围毛发脱落控制）；有效 2 例（秃发区新发生长 50% 以上，新发不易脱落，其周围毛发脱落基本控制）；无效 2 例（秃发区新发生长不明显，其周围毛发仍有脱落）。总有效率 93.4% 。

【来源】邓翠荣，黎玉宣，文思泉．壮医药线点灸疗法治疗斑秃 30 例，四川中医，2010，28（7）：119

围刺配合隔姜灸

部位：脱发区

【用法】所有患者均采用围刺结合隔姜灸治疗，1 次/日，10 次为 1 个疗程。疗程间休息 2 日。

①局部围刺：患部皮肤常规消毒后，用 1.5 寸毫针在秃发区边缘沿皮由

外向中心平刺，间距约1cm，秃发区直径大于2cm者再在病变中心加刺1针，针刺深度依秃发区大小而定，均匀捻转待局部得气后，留针30分钟，每日1次。

②隔姜灸治疗：将秃发部位充分暴露，用鲜姜切成厚度0.2～0.3cm的薄片，在其中央刺出数个小孔，贴于患处，将直径约2cm、高约2cm的艾炷置于姜片上，由炷顶点燃施灸，连灸3壮，以皮肤有温热感而不烫为度。若感觉灼热不可忍耐时，更换姜片。

【功效】疏通经络，活血化瘀，调理气血。

【适应证】斑秃。症见：头皮突然发生圆形或不规则形、面积大小不定的脱发斑，边界明显，患部除脱发外，局部头皮光滑无炎症损害，边缘头发松动易拔。

【疗效】以上法治疗斑秃38例，4个疗程后统计疗效。痊愈25例（毛发停止脱落，脱发全部长出，其分布密度、粗细、色泽与正常发区相同，皮脂分泌恢复正常）；显效9例（毛发停止脱落，脱发再生达70%以上，其分布密度、粗细、色泽均接近正常，皮脂分泌明显减少）；有效2例（毛发停止脱落，脱发再生达30%～70%）；无效2例（脱发再生不足30%或仍继续脱落）。总有效率94.74%。

【来源】张西翠，李允中，王新青. 围刺配合隔姜灸治疗斑秃38例疗效观察. 中医中药，2010，48（27）：42－43

第三节　综合疗法

🪷 四物生发汤合斑秃酊

四物生发汤：熟地黄10g　枸杞子15g　菟丝子15g　桑椹15g　旱莲草10g　夜交藤15g　当归10g　生黄芪30g　白芍15g　天麻6g　羌活6g　川芎30g

斑秃酊：闹洋花60g　生补骨脂60g　生姜30g　75%乙醇100ml

【用法】四物生发汤：上药加水400ml，浸泡30分钟，文火慢煎45分钟左右，取汁150ml，二煎加水300ml，取汁150ml，两煎相合，分早晚2次服，每日 1 剂。12 周为 1 个疗程，一般治疗 2 ~ 3 个疗程。

斑秃酊：将闹洋花 60g、生补骨脂 60g 研粉，生姜 30g 切片，共置于 75% 乙醇 100ml 之中，浸泡 7 日后，过滤静置，用时轻轻摇动，涂抹患处，并用手指轻叩 5 ~ 10 分钟，每日 2 次。12 周为 1 个疗程，一般治疗 2 ~ 3 个疗程。

【功效】滋养肝肾，养血祛风。

【适应证】斑秃（肝肾不足，精血亏虚型）。症见：头顶及枕部两处脱发如五分硬币大小，头皮光亮，界限分明。失眠多梦，时有耳鸣目眩，周身酸楚，精神不振，月经量少色暗，舌淡苔少，脉沉细。

【疗效】以上法治疗斑秃 20 例，痊愈 9 例（脱发处非毳毛性毛发完全生长，未出现新脱发斑），显效 7 例（脱发面积 60% 以上有非毳毛性毛发生长，未出现新脱发斑），有效 3 例（脱发面积 30% ~ 59% 以上有非毳毛性毛发生长，未出现新脱发斑），无效 1 例（毛发生长不足脱发面积 30%，或又见新脱发斑）。总有效率为 80.0%。

【来源】王岩. 斑秃 32 例治疗临床观察报告. 中国社区医师，2010，12（239）：140

🪷 四物汤加味合复生酊

四物汤加味：川芎 15g　当归 15g　熟地 20g　白芍 10g

复生酊：人参叶 30g　侧柏叶 20g　松针 30g　桂枝 15g　西红花 20g　川芎 20g　北细辛 15g　白酒 300ml

【用法】四物汤：上药加水 400ml，浸泡 30 分钟，文火慢煎 45 分钟左右，取汁 150ml，二煎加水 300ml，取汁 150ml，两煎相合，分 2 次服。每 8 剂中药 1 个疗程，每日 1 剂，连服 3 个疗程。

复生酊：将上药研粉，共置于 300ml 白酒之中，浸泡 10 日后，过滤静置，用时轻轻摇动，涂抹患处，并用手指轻叩 5 ~ 10 分钟，2 次／天，连搽 3 个月。

【功效】补血调血，调气活血。

【适应证】斑秃。

【疗效】以本方治疗斑秃 125 例，痊愈 105 例（斑秃区全部有终毛生长、覆盖，达到美容要求，拔毛试验阴性），显效 16 例（斑秃区普遍有毳毛生长，毛发停止脱落，终毛覆盖率≥50%，拔毛试验阴性），好转 3 例（斑秃区普遍有毳毛生长，毛发停止脱落，终毛覆盖率＜50%，拔毛试验阴性或阳性），无效 1 例（仅有少许毳毛生长，头发继续脱落，拔毛试验阳性）。总有效率为 96.8%。

【来源】宋绍潼. 四物汤加味联合复生酊外用治疗斑秃 125 例. 中国中西医结合皮肤性病学杂志，2012，11（1）：60

🌸 生发糖浆合香桂酊

生发糖浆：首乌 15g　当归 15g　升麻 8g　枸杞 15g　夜交藤 30g　桑叶 15g　川芎 15g　白芍 15g　陈皮 10g　木香 15g　炙甘草 10g

香桂酊：干姜 15g　桂枝 15g　首乌 15g　花椒 15g　细辛 10g　甘草 10g

【用法】生发糖浆：除陈皮、木香外，其余各药加水煎煮 1 小时后，加入陈皮、木香继续煎沸 0.5 小时，滤过药渣再加水煮沸 1 小时滤过，合并 2 次滤液取上清液至 500ml，加入调味剂红糖、防腐剂苯甲酸钠，调整体积混匀即得。口服一次 50ml，一日 3 次，开水冲服。1 个月为一疗程，一般治疗 2 个疗程。

香桂酊：将以上饮片用 75% 乙醇 500ml 浸泡 2 周，滤过沉降去渣，上清液灌装备用。每日 1~3 次，涂于患处，轻轻揉擦。1 个月为一疗程，一般治疗 2 个疗程。

【功效】生发糖浆：滋补肝肾，安神宁心。香桂酊：温经通络，祛风止痒。

【适应证】斑秃（肝肾亏虚型）。症见：皮损多 1 至数个边界清楚的圆形或椭圆形脱发区，直径 1~2cm，最大 4cm，平滑而光亮，局部稍有痒感，头发干燥，时有失眠，舌质淡红、苔薄白、脉细数。

【疗效】以上方治疗斑秃 40 例，痊愈 18 例（脱发区头发全部新生，色泽正常），好转 12 例（脱发区头发大部分新生），无效 10 例（脱发区无新生头发或继续脱发，或新生头发又脱发或其他部位又脱发），总有效率 75%。

【来源】王伟. 医院制剂内服生发糖浆，外用香桂酊治疗脱发（斑秃）的研究应用. 内蒙古中医药，2012，22（6）：29

🌸 滋肾生发汤合生发酊

滋肾生发汤：制首乌 15g　女贞子 15g　旱莲草 15g　山茱萸 10g

菟丝子 15g　黑芝麻 10g　当归 10g　川芎 10g　白芍 15g　黄芪 15g
荷叶蒂 9g　甘草 5g

生发酊：补骨脂 20g　侧柏叶 10g　当归 10g　毛姜 10g　川草乌
各 8g　红花 10g　透骨草 10g　松针 10g　血竭 10g　75% 乙醇 500ml

【用法】滋肾生发汤：上药加水 400ml，浸泡 30 分钟，文火慢煎 45 分钟
左右，取汁 150ml，二煎加水 300ml，取汁 150ml，两煎相合，分 2 次服。每
日一剂。连续治疗 16 周为 1 个疗程。

生发酊：将上药用 75% 的乙醇 500ml 浸泡 1 周后，取适量药液，涂擦患
部，每天 3~4 次。连续治疗 16 周为 1 个疗程。

【功效】滋肾生发汤：补肝肾，养气血。生发酊：活血通滞。

【适应证】斑秃（肝肾不足、气血亏虚型）。症见：头发片状或弥漫性秃
落，平滑而光亮。伴有腰膝酸软，头晕耳鸣，舌质淡，苔少，脉沉细。

【疗效】以本方治疗斑秃 35 例，1 个疗程后评定疗效。痊愈 19 例（毛发
停止脱落，长出新发，密度、粗细及色泽基本正常，轻拉试验阴性），显效 12
例（70% 面积的脱发区有毛发生长，密度、粗细及色泽接近正常，轻拉试验
阴性），有效 3 例（30% 面积的脱发区有毛发生长，包括有毳毛及白发长出），
无效 1 例（疗程结束毛发仍有大量脱落，新发生长不足 30% 或无新发生长），
总有效率为 88.6%。

【来源】彭美霞，周青 . 中药内服外用治疗斑秃 35 例疗效观察 . 中医药导报，2012，
18（3）：78 - 79

🪷 补肾生发汤合生发酊、梅花针

补肾生发汤：熟地黄 15g　何首乌 12g　山萸肉 10g　旱莲草 12g
女贞子 12g　枸杞 12g　桑椹 12g　山药 12g　茯苓 10g

生发酊：补骨脂 20g　丹参 15g　红花 10g　白芷 10g　侧柏叶 10g
70% 乙醇 150ml

【用法】补肾生发汤：上药加水 400ml，浸泡 30 分钟，文火慢煎 45 分钟
左右，取汁 150ml，二煎加水 300ml，取汁 150ml，两煎相合，分 2 次服。治
疗 1 个月为一疗程，需要 2 个疗程。

生发酊：将上药加入 70% 乙醇 150ml 中浸泡 10 天，取汁外搽患处，
2 次/日。

针刺疗法：梅花针叩刺患处，以局部发红微渗血为度，隔日 1 次，7 次/疗程，间隔 3～4 天，根据病情可做 2 个疗程。

【功效】补肾生发汤：益肾添精，养血生发。

生发酊：活血祛风通络。

【适应证】**斑秃（肝肾不足型）**。症见：全秃或普秃，伴头晕耳鸣，腰膝酸软，失眠，舌质淡红，薄白苔，脉细。

【疗效】以本方治疗斑秃 35 例，痊愈 28 例（脱发处头发全部长出，发质较密且黑，拔毛试验阴性），显效 4 例（脱发处头发长出 70% 以上或头发长出偏稀，仍有少许新的头发脱落皮损），有效 2 例（脱发处头发长出 30% ～ 70%，长出头发较稀，仍有新的头发脱落皮损），无效 1 例（脱发处头发长出小于 30%，反复有新的头发脱落皮损，甚至无头发生长）。总有效率为 97.14%。

【来源】曾家燕. 中医综合治疗斑秃 35 例. 光明中医，2012，27（10）：1996 - 1997

斑秃汤合侧柏酊

斑秃汤：熟地黄 20g　枸杞子 20g　旱莲草 10g　黄芪 10g　当归 10g　川芎 10g　制何首乌 10g　丹参 10g

侧柏酊：侧柏叶 15g　干姜 10g　丹参 10g　桂枝 10g　红花 10g　百部 10g　何首乌 10g　白芷 10g　僵蚕 10g

【用法】斑秃汤：上药用清水浸泡 1 小时，第一次煎沸 20 分钟后滤出，第二次煎沸 20～30 分钟后滤出，共取 600ml，分 2 次口服，早晚各 1 次。治疗 1 个月为 1 个疗程。

侧柏酊：取处方中各味中药粉碎成粗粉，置密闭容器中，加 70% 乙醇 300ml 浸泡，1 周后过滤去渣，倾出上清液，外涂患处，每日 2～3 次。治疗 1 个月为 1 个疗程。

【功效】斑秃汤：益气补肾，养血活血。侧柏酊：祛风活血通络。

【适应证】**斑秃（肝肾不足型）**。症见：头发突然呈片状脱落，头皮光亮，失眠多梦，腰酸腿软，舌淡苔白，脉细弱。

【疗效】以本方治疗斑秃 42 例，痊愈 28 例（患处毛发全部生长与正常无异），显效 9 例（脱发处长出 2/3 新发者），有效 3 例（治疗后有毛发生长或脱发减少），无效 2 例（治疗前后无变化）。总有效率为 95.2%。

【来源】陶希岩，孙兴亮，孙谋义. 中医综合治疗斑秃35例. 中国民间疗法，2011，19（7）：49

补益脾肾生发汤合皮肤针

党参10g 茯苓6g 白术6g 当归6g 熟地6g 川芎3g 木香3g 甘草3g 丹参9g，枸杞子12g 女贞子12g 补骨脂12g

【用法】上药加水400ml，浸泡30分钟，文火慢煎45分钟左右，取汁150ml，二煎加水300ml，取汁150ml，两煎相合，分早、晚2次温服，每日1剂，治疗1个月为1个疗程。

皮肤针治疗：常规消毒后，用皮肤针叩击脱发区，由边缘区向中心区呈螺旋状移动，然后再从不脱发区向脱发区轻轻叩击，均匀叩击致皮肤潮红而无出血点为适度，2天1次。

【功效】补益脾肾，养血生发。

【适应证】**小儿斑秃（脾肾不足型）**。症见：皮损多表现为2～7片边界清楚的圆形或椭圆形秃发斑、或边界不清几片秃发斑连成一片，无眉毛脱落。倦怠乏力，纳少便溏，舌质淡，苔薄白，脉细。

【疗效】以本方治疗斑秃52例，治疗时间：1～7个月。痊愈37例（脱发区新发全部生长，恢复如初），显效11例（脱发区新发生长70%以上），有效3例（脱发区新发生长10%～70%），无效1例（脱发区无新发生长或新发生长在10%以下，或继续脱发）。总有效率为98.76%。

【来源】钟小蓓，王迪华. 从脾肾论治配合皮肤针治疗儿童斑秃52例. 陕西中医，2011，32（7）：805

首乌桑椹生发汤合梅花针

制首乌18g 桑椹15g 补骨脂15g 菟丝子12g 侧柏叶12g 桃仁10g 红花6g 川芎9g 当归12g 乌梢蛇15g 紫草10g 白鲜皮15g 蒺藜15g

【用法】首乌桑椹生发汤：上药加水400ml，浸泡30分钟，文火慢煎45分钟左右，取汁150ml，二煎加水300ml，取汁150ml，两煎相合，分早、晚2次温服，每日1剂。1个月为1个疗程，连续治疗2个疗程。

梅花针叩刺皮损区：常规消毒后梅花针叩刺，以隐隐出血为度，再行消毒，每周2次。

【功效】通经活络，养血生发。

【适应证】**斑秃**。

【临证加减】阴血亏虚者加熟地15g，白芍24g；心烦急躁者加栀子12g，郁金15g；失眠多梦者加酸枣仁30g，夜交藤15g；肝肾阴虚者加女贞子12g，旱莲草30g。

【疗效】以上法治疗斑秃42例，显效19例（毛发生长70%以上）；有效16例（毛发生长30%以上）；无效7例（毛发生长30%以下或脱发加重）。总有效率为83.33%。

【来源】李清平，石成兰，王兴玲. 梅花针与首乌桑椹生发汤合治斑秃42例. 江苏中医药，2011，43（10）：69

❀ 养血解毒丸合梅花针

熟地50g　当归50g　白芍30g　制首乌50g　川芎30g　丹参30g
羌活20g　菟丝子30g　木瓜20g　黄芪30g　红花20g

【用法】养血解毒丸：将上药按一定的比例加工成丸剂，每瓶50g，每次6g，每日2次，连服3个月。

梅花针：同时用梅花针叩刺斑秃部位，方法：先在脱发部位常规消毒后，再用梅花针从外向内，同心圆方式，轻巧而均匀地叩打，直至皮肤有轻度发红或者轻度渗血为好，间日叩刺1次，1个月为1个疗程，共3个疗程。

【功效】滋补肝肾，养血祛风。

【适应证】**斑秃**。

【疗效】以上法治疗斑秃66例，痊愈55例（斑秃区全部有终毛生长、覆盖，达到美容要求，拔毛试验阴性）；显效8例（斑秃区普遍有毳毛生长，毛发停止脱落，终毛覆盖≥50%，拔毛试验阴性）；好转3例（斑秃区普遍有毳毛生长，毛发停止脱落，终毛覆盖率<50%，拔毛试验阴性或阳性）；无效0例（仅有少许毳毛生长，头发继续脱落，拔毛试验阳性）。总有效率为95.45%。

【来源】周贞迪，周薇. 养血解毒丸联合梅花针叩刺治疗斑秃疗效观察. 实用中西医结合临床，2011，11（1）：61－62

🪷 生发汤合生姜片外搽

黄芪 30g　当归 15g　枸杞 12g　何首乌 12g　熟地 20g　柴胡 12g
川芎 12g　白芍 10g　羌活 5g

【用法】生发汤：上药加水 400ml，浸泡 30 分钟，文火慢煎 45 分钟左右，取汁 150ml，二煎加水 300ml，取汁 150ml，两煎相合，分 3 次口服，每日 1 剂。

用未干老姜切成薄片，揉擦脱发部位，每次 20 分钟，每日 1～2 次。以 30 天为 1 个疗程，共 2 个疗程。

【功效】滋补肝肾，养血活血。

【适应证】**斑秃**。症见：头皮处发生圆形、椭圆形或不规则形斑状脱发，一片或数片，脱发部头皮光滑无炎症，其边缘头发松动易于拔除，无自觉症状，可反复持续数月或数年。

【疗效】以上法治疗斑秃 40 例，痊愈 20 例，显效 18 例，无效 2 例。总有效率为 95.0%。

【来源】贺成彪，宋荣娟.中药内外合治斑秃临床疗效观察.四川中医，2011，29（11）：102－103

🪷 斑秃丸合斑秃酊

斑秃丸：制首乌 20g　枸杞 15g　当归 15g　熟地 15g　女贞子 15g
旱莲草 15g　茯神 12g　枣仁 12g　黄芩 12g　桑椹 12g　川芎 10g

斑秃酊：党参 15g　黄芪 15g　当归 10g　干姜 10g　桃仁 10g　红花 10g　侧柏叶 30g　补骨脂 10g　毛姜 20g　紫丹参 20g

【用法】斑秃丸：将上药研末炼蜜为丸，每服 5g，每日 2 次，3 个月为 1 个疗程。

斑秃酊：上药用 75% 乙醇 600ml 浸泡 2 周，去渣取液装棕色瓶内备用，先将生姜切去表皮擦患处 10 分钟，然后再搽斑秃酊，每日 2 次，3 个月为 1 个疗程。

【功效】斑秃丸：滋阴养血，补益肝肾。

斑秃酊：温通经脉，活血化瘀。

【适应证】**斑秃**。症见：斑秃区大小 1～4cm²，皮损为 1 个或多个边界清楚的圆形或椭圆形脱发区。临床多伴有头痛、失眠多梦、腰膝酸软等。

【疗效】以上法治疗斑秃40例，痊愈20例（新发全部长出，分布密集，毛发粗细、色泽同正常头发，轻拉试验为阴性）；显效18例（新发生长50%以上，有较多豪毛变为粗毛，轻拉试验为阴性）；无效2例（无新发生长或新发生长低于10%或边生长边脱落）。总有效率为95.0%。一般2个疗程可愈。

【来源】孔国富.中药内服外用治疗斑秃的临床观察.黑龙江中医药，1994，32（2）：41

首乌生发合剂合复方补骨脂酊

首乌生发合剂：制首乌15g 桑椹15g 生黄芪15g 枸杞子15g 菟丝子20g 玄参15g 酒当归9g 川芎8g 补骨脂12g 生地12g 熟地12g 党参12g 黑芝麻24g

复方补骨脂酊：补骨脂150g 红花150g 白芷150g 丹参150g

【用法】首乌生发合剂：上药加水400ml，浸泡30分钟，文火慢煎45分钟左右，取汁150ml，二煎加水300ml，取汁150ml，两煎相合，分2次口服，每日1剂。疗程为2个月。

复方补骨脂酊：取以上诸药粗粉加70%乙醇1000ml浸泡7天，滤渣70%乙醇至1000ml。患者用棉签在患处外涂复方补骨脂酊每日2次，涂后按摩患处10～30秒。疗程为2个月。

【功效】首乌生发合剂：滋补肝肾，养血活血。复方补骨脂酊：活血化瘀，通经活络。

【适应证】斑秃。

【疗效】以上法治疗斑秃45例，痊愈35例（新发全部长出，分布密集，毛发粗细色泽同正常头发，拉发试验阴性）；显效5例（新发生长50%～99%，多的毳毛变为粗毛，拉发试验阴性）；有效4例（新发长出10%～49%（包括毳毛），但生长缓慢，拉发试验阳性或阴性）；无效1例（无新发生长或新发生长<10%或边生长边脱落）。有效率＝（痊愈例数＋显效例数）／总例数×100%。总有效率为86.67%。

【来源】王广银，马洪涛，何慧.首乌生发合剂联合复方补骨脂酊治疗斑秃45例疗效观察.宁夏医科大学学报，2011，33（11）：1107－1108

七宝美髯汤合生发酊、皮肤针

七宝美髯汤：制何首乌 30g　熟地黄 12g　补骨脂 12g　菟丝子 12g　枸杞子 12g　茯苓 12g　白芍 12g　女贞子 12g　当归 12g　怀牛膝 10g　胡麻仁 10g

生发酊：斑蝥 10g　侧柏叶 20g　旱莲草 15g　干姜 10g　冰片 10g　75% 乙醇 800ml

【用法】七宝美髯汤：上药加水 400ml，浸泡 30 分钟，文火慢煎 45 分钟左右，取汁 150ml，二煎加水 300ml，取汁 150ml，两煎相合，分 2 次服。4 周为 1 个疗程，连续治疗 3 个疗程。

皮肤针叩刺：先用 75% 的乙醇在秃发区常规消毒，再用壮医皮肤针叩击患处，根据患者耐受情况及秃发区局部的皮肤变化情况，灵活选择弹刺手法。头皮微红、轻度肿胀的脱发区采用轻叩手法；头皮无明显变化者采用中等刺激量叩刺，使局部皮肤潮红充血；头皮凹陷者应用重手法叩刺至微微渗血，每区 3～5 分钟。或用壮医皮肤针叩刺脱发区，从脱发区边缘螺旋状向中心均匀密叩，至皮肤潮红或微微渗血（视脱发区皮肤颜色变化的具体情况而定）。然后，从不脱发区向脱发区中心性叩刺 20～30 次。

再予自制生发酊（上药用 75% 乙醇 800ml 浸泡 2 周，去渣取液装棕色瓶内备用）外涂，隔日治疗 1 次，15 次为 1 个疗程。治疗可由轻到重以便患者适应，同时也可提高患者依从性。直至毛发开始生长，患者皮损区敏感度亦渐提高，叩刺强度亦应相应减低。

【功效】七宝美髯汤：补肾益精，养血生发。生发酊：活血祛风。

【适应证】**复发性斑秃。**

【疗效】以上法治疗斑秃 50 例，痊愈 25 例（斑秃区全部有终毛生长、覆盖，达到美容要求，拔毛试验阴性）；显效 12 例（斑秃区普遍有毳毛生长，毛发停止脱落，终毛覆盖率 >50%，拔毛试验阴性）；有效 10 例（斑秃区普遍有毳毛生长，毛发停止脱落，终毛覆盖率 <50%，拔毛试验阴性或阳性）；无效 3 例（治疗观察 3 个疗程，仅有少许毳毛生长，头发继续脱落，拔毛试验阳性）。总有效率为 94.0%。

【来源】钟江，付兰兰，林辰. 壮医皮肤针联合七宝美髯汤加减治疗复发性斑秃的临床研究. 时珍国医国药，2011，22（7）：1712－1714

七宝美髯汤合丹红生发酊、梅花针

七宝美髯汤：制何首乌 30g　菟丝子 15g　当归 15g　枸杞子 15g　牛膝 15g　补骨脂 12g　黑芝麻 12g　女贞子 12g　旱莲草 10g

丹红生发酊：丹参 30g　侧柏叶 30g　刘寄奴 30g　毛姜 30g　当归 30g　川芎 30g　细辛 30g　红花 30g　白酒 240ml

【用法】七宝美髯汤：上药加水 400ml，浸泡 30 分钟，文火慢煎 45 分钟左右，取汁 150ml，二煎加水 300ml，取汁 150ml，两煎相合，分 2 次服。日服 1 剂，15 天为一疗程，连续治疗 3 个疗程。

丹红生发酊：将上药浸入 240ml 白酒中，1 周后滤渣即成，外搽患处，每日 2~3 次。隔日 1 次，15 天为 1 个疗程，连续治疗 3 个疗程。

针灸操作方法：医者手持梅花针以腕力叩刺脱发部位，叩刺时针尖均匀密布，成网状移动。叩刺由脱发边缘开始，作圆形螺旋状向中心区移动。叩刺强度视病情而定，脱发时间短，病情轻者以皮肤潮红为度；脱发时间长，病情重者叩至皮肤微出血为度。叩刺后以市场无药艾条 1 支点燃后在脱发部位悬灸 15~20 分钟，以患部皮肤红润、患者局部有温热感无灼痛为宜。隔日 1 次，15 天为 1 个疗程，连续治疗 3 个疗程。

【功效】七宝美髯汤：滋养肝肾，养血益精。丹红生发酊：养血祛风，疏经活络。

【适应证】斑秃（肾虚血瘀型）。症见：头皮突然出现圆形、椭圆形的脱发区，局部皮肤无炎症，平滑光亮，无自觉症状，周边毛发松动易脱落。临床多伴有头痛、失眠多梦、腰膝酸软，舌质暗红，苔少，脉沉细涩。

【疗效】以上法治疗斑秃 52 例，痊愈 40 例（治疗后患处毛发长全，黑亮如常人，随访半年无复发者）；有效 8 例（治疗后患处部分长出毛发较稀疏者）；无效 4 例（治疗后患处光滑，无新毛发生长者）。总有效率为 92.3%。

【来源】李种泰.针药结合治疗斑秃 52 例.陕西中医，2007，28（7）：848

养发汤合火针疗法

养发汤：制何首乌 30g　黄精 12g　莲子心 12g　旱莲草 12g　枸杞子 12g　夜交藤 12g　白芍 12g　女贞子 12g　当归 12g　桔梗 10g　枳壳 10g

火针取穴：阿是穴（斑秃区）　肺俞　心俞　膈俞　肝俞　脾俞　肾俞

【用法】养发汤：上药加水 400ml，浸泡 30 分钟，文火慢煎 45 分钟左右，取汁 150ml，二煎加水 300ml，取汁 150ml，两煎相合，分 2 次服。1 个月为一疗程，连续治疗 3 个月。

火针疗法：①阿是穴：患者坐位。用碘伏、乙醇消毒皮肤，随之以多头火针烧针以消毒针具，采用速刺疾退法从脱发区边缘向脱发区中心密刺。每次选取 2～3 处。②背俞穴：患者俯卧位，消毒后用单头火针点刺。针后不作处理，若出血，待血自止。每周治疗 2 次，一般使用火针 1～2 次之后便可长出毳毛。针后 2 天内勿洗患处，同时忌烟酒及辛辣、鱼腥食品。1 个月为一疗程，连续治疗 3 个月。

【功效】养发汤：补肾肝肾，养血活血。

火针取穴：温通经脉，祛瘀生新。

【适应证】**斑秃（肾虚血瘀型）**。症见：头皮突然出现圆形、椭圆形的脱发区，局部皮肤无炎症，平滑光亮，脱发区皮肤未见萎缩及瘢痕，无自觉症状，进展期周边毛发松动易脱落。伴头目眩晕，失眠多梦，腰膝酸软，舌质暗，苔薄，脉沉细涩。

【疗效】以上法治疗斑秃 18 例，痊愈 10 例（毛发停止脱落，脱发全部长出，其分布密度、粗细、色泽与健发区相同）；显效 3 例（毛发停止脱落，脱发再生达 70% 以上，其分布密度、粗细、色泽接近健发区）；有效 4 例（毛发停止脱落，脱发再生达 30% 以上，包括毳毛及白发长出）；无效 1 例（脱发再生不足 30% 或仍继续秃落）。总有效率为 94.4%。

【来源】张品，艾明媚，李岩. 火针配合中药治疗斑秃 18 例. 山东中医杂志，2010，29（2）：109

🌸 补肾养血生发汤合梅花针

补肾养血生发汤：制何首乌 30g　熟地黄 15g　白芍 15g　菟丝子 15g　枸杞子 15g　当归 10g　天麻 10g　补骨脂 10g　怀牛膝 10g　茯苓 10g　川芎 5g　蛇蜕 5g　甘草 3g

梅花针治疗部位：斑秃区　整个头发生长区　项、背、腰、骶部　足太阳膀胱经内侧线　肝俞　肾俞

【用法】补肾养血生发汤：水煎，分早晚 2 次内服，每日 1 剂。连续服药 10 剂后，休息 2 天再服 10 剂。治疗 60 天。

梅花针：患者取坐位，暴露治疗部位，用 75% 的乙醇棉球清洁治疗区域。选用华佗牌硬杆梅花针，先叩击斑秃区域 10～15 遍，至局部皮肤发红；后以百会为中心，自内而外，顺时针方向，圆圈样叩击整个头发生长区 10 遍；再自上而下、自左而右叩击膀胱经内侧线 15 遍，并增加对肝俞、肾俞的叩打。叩击时要确保针尖垂直叩打在皮肤上，叩打节奏稳定，力度中等、均匀。隔天治疗 1 次，治疗 60 天。

【功效】补肾养血生发汤：滋补肝肾，养血祛风。

梅花针：养血活血，疏经通络。

【适应证】斑秃（肝肾不足型）。症见：起病突然，表现为头部发生局限性斑状脱发，呈圆形或椭圆形，数目、大小不等，边界明显，患部脱发后平滑光泽，无炎症及其他异常，边缘头发松动易拔，拉发试验阳性。伴腰膝酸软，头目眩晕，心悸失眠，舌质淡，苔薄，脉沉细。

【疗效】以上法治疗斑秃 54 例，痊愈 28 例（秃发处全部有新发生长，毛发分布密度、粗细、色泽和正常头发一样，拉发试验阴性）；显效 12 例（终毛覆盖区域超过 50% 秃发区，有较多毳毛变成终毛，拉发试验阴性）；有效 10 例（秃发区新发（包括毳毛）生长超过 10% 的区域，拉发试验阴性或阳性）；无效 4 例（秃发区新发生长不超过 10%，甚者无新发生长，或继续脱发）。总有效率为 92.59%。

【来源】罗和平，叶锐．针药结合治疗斑秃 54 例疗效观察．新中医，2010，42（7）：97-98

🪷 当归补血汤合斑秃搽剂

当归补血汤：当归 30g　黄芪 15g　生地 30g　熟地 15g　侧柏叶 15g　首乌 30g　木瓜 15g　川芎 15g　茯苓 15g　黑芝麻 15g　桑寄生 15g　丹参 15g

斑秃搽剂：侧柏叶 30g　白鲜皮 30g　生地 15g　赤芍 15g　当归 15g　桂枝 15g　红花 60g　黄芪 25g　生姜 30g　75% 乙醇 200ml

【用法】当归补血汤：上药加水 400ml，浸泡 30 分钟，文火慢煎 45 分钟左右，取汁 150ml，二煎加水 300ml，取汁 150ml，两煎相合，分 3 次服。日服 1 剂，20 天为一疗程，连续治疗 3 个疗程。

斑秃搽剂：上药研末，与 75% 乙醇 200ml 共置密闭容器内浸泡，2 周后滤取上清液备用。用时以脱脂棉球蘸取药涂于患处，4～6 次/日。20 天为 1 个疗程，连续治疗 3 个疗程。

【功效】当归补血汤：滋补肝肾，活血祛风，养血安神。

斑秃搽剂：行气活血，养血生发。

【适应证】**斑秃（肾虚血瘀型）**。症见：头皮突然出现圆形、椭圆形的脱发区，局部皮肤无炎症，平滑光亮，无自觉症状，周边毛发松动易脱落。临床多伴有头痛、失眠多梦、腰膝酸软，舌质暗红，苔少，脉沉细涩。

【疗效】以上法治疗斑秃 52 例，痊愈 40 例（治疗后患处毛发长全，黑亮如常人，随访半年无复发者）；有效 8 例（治疗后患处部分长出毛发较稀疏者）；无效 4 例（治疗后患处光滑，无新毛发生长者）。总有效率为 92.3%。

【来源】刘戌. 中药内外合治斑秃 66 例. 湖北中医杂志，2010，32（9）：60

滋脾养发汤合皮肤针

滋脾养发汤：党参 10g　茯苓 6g　白术 6g　当归 6g　熟地 6g　川芎 6g　木香 6g　甘草 3g　丹参 9g　枸杞子 12g　女贞子 12g　补骨脂 12g

【用法】滋脾养发汤：水煎服，每日 1 剂，日服 3 次。

皮肤针：常规消毒后，用皮肤针叩击脱发区，由边缘区向中心区呈螺旋状移动，然后再从不脱发区向脱发区轻轻叩击，均匀扣击致皮肤潮红而无出血点为适度，2 天 1 次。

【功效】滋脾养发汤：健脾益气，补肾养血。

皮肤针：疏通经络，调和气血。

【适应证】**儿童斑秃（脾肾不足型）**。症见：皮损多表现为 2～7 片边界清楚的圆形或椭圆形秃发斑，或边界不清几片秃发斑连成一片，无眉毛脱落。伴有平素发质枯黄，食欲欠佳，乏力懒言，舌质淡，苔薄白，脉细。

【疗效】以上法治疗斑秃 52 例，治疗时间：最短的 1 个月，最长的 7 个月。痊愈 37 例（脱发区新发全部生长，恢复如初）；显效 11 例（脱发区新发生长 70% 以上）；有效 3 例（脱发区新发生长 10%～70%）；无效 1 例（脱发区无新发生长或新发生长在 10% 以下，或继续脱发）。总有效率为 98.76%。

【来源】钟小蓓，王迪华. 从脾肾论治配合皮肤针治疗儿童斑秃 52 例，陕西中医，

2011，32（7）：805

化瘀生发汤合皮肤针

化瘀生发汤：鸡血藤 30g　当归 15g　丹参 10g　桃仁 10g　红花 10g　赤芍 10g　制首乌 10g　川芎 10g　郁金 10g　防风 10g　蔓荆子 6g

【用法】化瘀生发汤：上药加水 400ml，浸泡 30 分钟，文火慢煎 45 分钟左右，取汁 150ml，二煎加水 300ml，取汁 150ml，两煎相合，分 2 次服。每日 1 剂，1 周为一疗程。

皮肤针治疗：斑秃处局部皮肤常规消毒后，用皮肤针叩刺斑秃患部，以微微出血为度，将出血用消毒棉球轻轻拭去。隔日 1 次，共治 3 次。

【功效】化瘀生发汤：行气活血，去瘀生新，养血生发。

皮肤针：活血通经。

【适应证】**斑秃（气滞血瘀型）**。症见：突然在头部出现一块或数块圆形或卵圆形局限性斑状脱发，大小不等，境界清楚，无任何自觉症状；秃发处皮肤正常，毛囊口清楚可见，无炎症现象，病变处或有外伤血肿史。病程较长或伴有头痛，胸闷不舒，或胸胁疼痛，喜叹息，心悸失眠。舌质紫暗、或有瘀斑，苔白，脉细弦。

【疗效】以上法治疗斑秃 56 例，5 个疗程后判断疗效。治愈 34 例（原秃发区长满细毛或短发，无新斑秃区出现）；显效 12 例（原秃发区 80% 长出细毛或短发，无新斑秃区出现）；好转 8 例（原秃发区 50% 开始有细毛生长，无新斑秃区）；无效 1 例（原秃发区无细毛生长）。总有效率为 98.2%。

【来源】温瑞书，刘忙柱．化瘀生发汤配合皮肤针治疗斑秃 56 例．四川中医，2003，21（7）：85

养血生发汤合柏叶生发酊

养血生发汤：黄芪 30g　熟地黄 15g　白术 15g　白芍 15g　夜交藤 15g　天麻 6g　木瓜 6g　冬虫夏草 6g　当归 10g　川芎 10g　炙远志 10g　红花 9g　旱莲草 9g　女贞子 9g

柏叶生发酊：干姜 12g　赤芍 13g　当归 18g　生地黄 18g　侧柏

叶 18g 红花 9g 75% 乙醇 500ml

【用法】养血生发汤：水煎，分早晚 2 次内服，每日 1 剂。30 天为 1 个疗程，一般治疗 2 个疗程。

柏叶生发酊：将上述药物加入 75% 乙醇 500ml 中，浸泡 1 周，去渣存酊备用，外搽患处，轻轻按摩使药物渗透至头皮，一天 2~3 次，30 天为 1 个疗程，一般治疗 2 个疗程。

【功效】养血生发汤：养血活血，补虚生发。

柏叶生发酊：活血通经。

【适应证】**斑秃（血虚型）**。症见：多为起病突然，头发成片脱落，呈圆形或不规则型，小如指甲，大如钱币或更大，数目不等，皮肤光滑而亮，一般无自觉症状。病因消除后，斑秃可完全恢复，但可再发，病程可持续数月或更长。伴头晕眼花，胸闷心悸，爪甲失荣，唇舌色淡，苔少，脉细。

【疗效】以本方治疗斑秃 46 例，痊愈 31 例（新发全部生长，分布及粗细、色泽同正常，伴随症状消失），显效 10 例（新发生长 70%，分布及粗细、色泽接近正常头发，伴随症状明显好转），有效 4 例（有新发生长 30% - 70%，包括有毳毛生长，色泽或黑或白，伴随症状好转），无效 1 例（无新发生长，或新发长后又脱落，或新发生长小于 10%，或继续脱发伴随症状好转或无好转）。总有效率为 97.8%。

【来源】邓海清，潘朝霞. 养血生发汤配合柏叶生发酊治疗斑秃 46 例疗效观察. 新中医，2004，36（5）：46 - 47

🪷 调气养血生发汤合生发酊

调气养血生发汤：生黄芪 30g 炙黄芪 30g 生地 20g 熟地 20g 何首乌 20g 当归 12g 女贞子 15g 菟丝子 15g 桑椹 10g 葛根 20g 苍耳子 6g 川芎 10g 丹参 20g

生发酊：红花 60g 干姜 90g 当归 100g 侧柏叶 100g 川乌 20g 草乌 20g 皂角刺 30g 75% 乙醇 3000ml

【用法】调气养血生发汤：水煎，分早晚 2 次内服，每日 1 剂。治疗 3 个月为一疗程。

生发酊：将上药切碎，放入 75% 乙醇 3000ml 中，密封浸泡 10 天，去渣存酊备用。每日涂擦患处 2 次，轻轻按摩使药物渗透。治疗 3 个月为一疗程。

【功效】调气养血生发汤：调气养血，补肾益精。

生发酊：养血活血通经。

【适应证】**斑秃（气血不足型）**。症见：起病突然，头发成片脱落，呈圆形或不规则型，小如指甲，大如钱币或更大，数目不等，皮肤光滑而亮，一般无自觉症状。久病或产后脱发，伴面唇苍白，神疲乏力，气短懒言，头晕心悸，失眠多梦，舌质淡，苔薄白，脉细弱。

【疗效】以本方治疗斑秃46例，痊愈38例（脱落处头发全部长出，发质较密且黑，无新头发脱落皮损）；显效7例（脱落处头发长出70%以上，或头发长出偏稀，仍有新的头发脱落皮损）；有效0例（有新发生长30%～70%，包括有毳毛生长，色泽或黑或白，伴随症状好转）；无效1例（脱落处头发长出小于30%，反复有新的脱落皮损出现，甚至无头发长出）。总有效率为91.5%。

【来源】胡艳君. 调气养血生发汤内服配合外搽生发酊治疗斑秃疗效观察. 四川中医，2007，25（12）：90－91

🪷 生发汤合松艾汤

生发汤：羌活12g 龙齿12g 当归12g 木瓜12g 天麻15g 白芍12g 菟丝子15g 熟地20g 川芎12g 合欢花12g

松艾汤：甘松15g 艾叶15g 菊花15g 藁本10g 蔓荆子15g 防风10g 薄荷10g 荆芥15g 藿香6g

【用法】生发汤：上药加水400ml，浸泡30分钟，文火慢煎45分钟左右，取汁150ml，二煎加水300ml，取汁150ml，两煎相合，分2次服，每日1剂。1个月为一疗程，一般治疗3个疗程。

松艾汤：将上药加水煎煮，留取汤汁趁热熏洗头皮。1个月为一疗程，一般治疗3个疗程。

【功效】生发汤：养血润燥，疏风解郁。

松艾汤：疏风清热止痒。

【适应证】**斑秃（血虚风燥型）**。症见：患部头发迅速地成片脱落，呈圆形或不规则形，小如指甲，大如鸡蛋，数目一至数个不等，皮肤平滑有光泽。多伴头痛发热，唇燥咽干，干咳胸闷，皮肤干燥，舌苔白薄而干，脉浮涩。

【疗效】以本方治疗斑秃12例，痊愈8例（头发全部长出，其分布密度及色泽均正常，拉发试验阴性）；显效2例（发新生70%，包括密度、粗细及色泽均接近正常）；有效2例（发新生30%以上，包括有毳毛及白发长出，且治疗后毛发停止脱落）；无效0例（治疗1个月以上，新发生长不足30%或继续脱落者）。总有效率为100%。

【来源】马小军，陈焱．中药内服外洗治疗斑秃．实用中医内科杂志，2007，21（9）：91

🪷 生发汤内服外搽

内服生发汤：制首乌20g　当归15g　丹皮20g　全虫5g　熟地15g　生地50g　白芍50g　女贞子20g　旱莲草20g　茯神15g　丹参25g　枣仁10g　黄芩15g　川芎10g

外搽生发汤：干姜30g　红花25g　补骨脂50g　蛇床子25g　百部25g　斑蝥5g　密陀僧25g　硫黄25g　75%乙醇500ml　醋精500ml

【用法】内服生发汤：上药加水400ml，浸泡30分钟，文火慢煎45分钟左右，取汁150ml，二煎加水300ml，取汁150ml，两煎相合，早晚各服1次。10天为1个疗程。

外搽生发汤：上药用75%乙醇和醋精各等份共1000ml浸泡15天，去渣取液装棕色瓶内备用。先用生姜片外涂患处，然后再用生发汤外涂，3次/天，10天为1个疗程。

【功效】内服生发汤：滋阴养血，补益肝肾。

外搽生发汤：温通经脉，活血化瘀。

【适应证】斑秃（肝肾不足型）。症见：病程日久，头发枯黄或灰白，脱发广泛。常伴膝软目眩，头晕耳鸣，遗精滑泄，失眠多梦，或畏寒肢冷，或五心烦热，舌质淡或红，苔薄或少，脉沉细或数。

【疗效】以上法治疗斑秃50例，治疗3个疗程后观察疗效。痊愈46例（头发全部长出，头发厚度恢复正常5~7mm）；显效0例（脱发区80%长出新发，脱发停止，头发厚度正常）；有效1例（头皮50%区域长出新发，脱发减轻或停止）；无效3例（治疗后改善不明显）。总有效率为94%。

【来源】刘国良，唐兴广，刘通英．生发汤内服外擦治疗斑秃50例．中国煤炭工业医学杂志，2009，12（11）：1784

🪷 异功散加味内服外用

黄芪 45g　陈皮 6g　甘草 9g　党参 15g　白术 12g　茯苓 12g

【用法】内服：上药加水 400ml，浸泡 30 分钟，文火慢煎 45 分钟左右，取汁 150ml，二煎加水 300ml，取汁 150ml，两煎相合，分 2 次内服，饭前 1 小时服用，每日 1 剂。1 个月为一疗程，一般治疗 2~3 个疗程。

外用：另用 50% 乙醇 1000ml 将上述原方浸泡 1 周后，取汁兑入 5% 斑蝥酊，外搽脱发区，每 70ml 异功散酊兑入 5% 斑蝥酊 30ml，每日 2 次。1 个月为一疗程，一般治疗 2~3 个疗程。

【功效】益气补中，理气健脾。

【适应证】**斑秃（脾虚型）**。症见：突然或短期内头发片状脱落，单发或多发，脱发区皮色正常，无明显炎症反应，脱发区皮肤未见萎缩及瘢痕。多伴有纳食欠佳，胸脘痞闷，食入作胀，大便溏薄，神疲气短，舌质淡，舌苔薄，脉细等症状。

【疗效】以上法治疗斑秃 50 例，治愈 41 例（患者头发完全长出兼花发变黑）；好转 5 例（患者毛发生长 70% 以上，较稀疏）；无效 4 例（服药后有头发新生但仍有脱落）；无效 0 例（服药 1 月后无新发生长）。有效率为 92%。

【来源】马建国，冯燕. 异功散加味治疗斑秃 50 例疗效观察. 河北中医，1998，20（1）：37

🪷 首乌生发汤加味合生发酊

首乌生发汤：制首乌 15g　黑芝麻 15g　生地 12g　枸杞 12g　当归 12g　旱莲草 15g　阿胶（烊化）15g　女贞子 15g　山药 10g　茯苓 10g

侧柏生发酊：侧柏叶 15g　鲜生姜（切丝）10g　补骨脂 10g　75% 乙醇 100ml

【用法】首乌生发汤：头煎加水约 500ml，先泡 20 分钟，武火煮沸后，改小火再煮沸 30 分钟，取液约 200ml；二煎，加水约 400ml，武火煮沸后，改小火再煮沸 30 分钟，取液约 200ml，两煎混合，分 2 次内服。每日 1 剂，连服 14 剂为 1 个疗程，间隔 3 天，连用 3~4 个疗程。待头发停止脱落，新发生长良好后，改为杞菊地黄丸口服，每服 8 丸，每天 3 次，连服 3 个月。

侧柏生发酊：将上药加入 75% 乙醇 100ml 中，浸泡 1 周即可，外擦患处，每天 2 次。14 天为一疗程，连续使用 2 个疗程。

【功效】首乌生发汤：滋补肝肾，养血益精。

侧柏生发酊：活血生发。

【适应证】**斑秃（肝肾不足型）**。症见：①发病突然，可自愈亦可复发；②头发成片脱落，脱发区呈圆形或不规则形，数目不定，无断发，严重时除头发外，眉毛、腋毛、阴毛均可脱落；③脱发区皮肤正常。④伴有头目眩晕，腰膝酸软，心悸失眠，舌淡红，苔薄，脉细弱。

【疗效】以本方治疗斑秃 40 例，痊愈 26 例（以治后头发全部长齐，与脱发前相比，色泽、密度、粗细基本相同），显效 10 例（头发停止脱落，有新发长出，但色泽较差，密度较原来稀疏），有效 4 例（头发仍有少量脱落，但有新发长出），无效 0 例（经治后无大进步，无新毛发生长）。总有效率为 100%。

【来源】张晓燕，汪靖成.自拟首乌生发汤加味治疗斑秃 40 例.现代中医药，2009，29（6）：30 – 31

补肾生发丸合鸡血涂头法

补肾生发丸：柴胡 50g　首乌 50g　熟地黄 50g　生地 30g　肉苁蓉 30g　山萸肉 30g　山药 30g　白芍 30g　鹿角胶 30g　桑椹 30g　菟丝子 25g　丹皮 25g

【用法】自拟补肾生发丸：上药共为细面，炼蜜为丸，每丸 10g，每天早午晚各服 1 丸，淡盐汤或白开水送下。1 个月为一疗程，治疗 2 个疗程。

鸡血涂头法：睡前将新鲜公鸡血涂于头部，软布包敷，第二天洗去，每隔两天涂 1 次，共涂 3 次，以后不必再涂。

【功效】滋补肝肾，健脾养血。

【适应证】**斑秃（肝肾不足型）**。症见：头发突然成片状脱落，脱发区呈圆形、椭圆形或不规则形，大小不等，头皮光亮，毛囊口清晰可见，单发或多发，甚至头发全部脱落，可伴随眉毛、腋毛、阴毛、胡须等体毛脱落。病程日久，伴有头目眩晕，腰膝酸软，失眠多梦，舌质淡，苔少，脉细弱。

【临证加减】若兼脾胃虚弱，便溏纳差，基本方去生地加人参 30g，白术 30g，茯苓 30g；兼见心悸失眠等神经衰弱症状者，加炒枣仁 30g，夜交藤

30g；兼阴虚血燥五心烦热者，加紫草25g，旱莲草30g；兼妇女月经不调者，加当归30g；兼血虚头皮发痒者，加侧柏叶25g，白芷20g。

【疗效】以上法治疗斑秃44例，痊愈36例（头发全部长出，其分布密度及色泽均正常，拉发试验阴性）；有效6例（发新生30%以上，包括有毳毛及白毛长出，且治疗后毛发停止脱落）；无效2例（疗程结束后，新发生长不足30%或继续脱落）。有效率为95.45%。

【来源】柳兴印，石素芹．自拟补肾生发丸治疗脱发44例．中国现代医学杂志，1988，（7）：41

通窍活血汤合消斑酊

通窍活血汤：赤芍10g　川芎10g　桃仁10g（研泥）　红枣7个（去核）　红花9g　老葱3根（切碎）　鲜姜9g（切碎）　路路通10g　柴胡10g　郁金10g　升麻6g

消斑酊：骨碎补100g　红花100g　白芷100g

【用法】通窍活血汤：上药加水400ml，浸泡30分钟，文火慢煎45分钟左右，取汁150ml，二煎加水300ml，取汁150ml，两煎相合，分早、晚2次温服，每日1剂。12周为1个疗程，每个月至少服用22天药。

消斑酊：将以上诸药制成粗粉，取粗粉加70%乙醇1000ml浸泡7天，滤渣备用。患者用棉签在患处外涂消斑酊，每日2次，涂后按摩患处10～30秒。12周为1个疗程，每个月至少用22天药。

【功效】通窍活血汤：通经活络，养血生发。

消斑酊：通经活络，养血生发。

【适应证】斑秃（气滞血瘀型）。症见：突然发病，多无明显自觉症状，皮损特点为圆形或椭圆形、境界清楚、头皮光滑的脱发区，胃脘胀痛，嗳气频作，胁闷不舒或刺痛，口干不欲饮，舌黯苔白，或有瘀斑，脉弦涩。

【疗效】以上法治疗斑秃35例，痊愈19例（头发全部长出，其分布密度及色泽均恢复正常，拉发试验阴性）；显效8例（新发生长70%以上，包括密度、粗细及色泽均接近正常）；有效6例（新发生长30%以上，包括有毳毛及白发长出，且治疗后毛发停止脱落）；无效2例（治疗2个月以上新发生长不足30%或继续脱落者）。总有效率为94.3%。

【来源】薛素琴，李东海．通窍活血汤加减治疗斑秃临床疗效观察．吉林医学，

2011，32（6）：1127

补肾养血生发丸合益气活血生发精

补肾养血生发丸：首乌 240g　熟地 60g　当归 90g　川芎 20g　丹参 90g　羌活 20g　侧柏叶 90g　女贞子 60g　旱莲草 60g

益气活血生发精：开河参 100g　黄芪 200g　当归 60g　川芎 60g　干姜 60g　桃仁 60g　红花 50g　丹参 100g　补骨脂 100g　高粱酒 200ml　1% 敏乐啶液

【用法】补肾养血生发丸：上药共研细末，调蜜为丸，每丸 6g。口服，每次 2 丸，每日 2 次。3 个月为一疗程。

益气活血生发精：用高粱酒 200ml 浸上药 2 周后，与 1% 敏乐啶液 50：50 混合即成。外搽患处，每日 2 次。3 个月为一疗程。

【功效】补肾养血生发丸：滋补肝肾，益精养血。

益气活血生发精：益气活血，去瘀生新。

【适应证】**斑秃（肝肾阴虚型）**。症见：头发突然片状脱落，甚至头发全部脱落，脱发区皮肤光滑，无炎性反应，无自觉症状，毛发枯黄。伴有头晕眼花，心悸失眠，腰膝酸软，舌质淡，舌苔少津，脉细。

【疗效】以上法治疗斑秃 56 例，2 个疗程后判断疗效。痊愈 42 例（脱发区停止脱发，有毛发生长并恢复正常）；显效 11 例（脱发区停止脱发，40% 以上的脱发区有毛发生长）；无效 3 例（脱发区继续扩大或 <40% 的脱发区毛发生长）。总有效率为 94.6%。

【来源】谢舜辉，陈昌鹏．补肾养血生发丸治疗斑秃 56 例疗效观察．岭南皮肤性病科杂志，2003，10（2）：85 – 86

首乌生发丸合三味生发酊

首乌生发丸：制首乌 40g　熟地 20g　枸杞子 10g　当归 10g　生地 20g　黑芝麻 20g

三味生发酊：斑蝥酊 20ml　辣椒酊 20ml　补骨脂酊 20ml

【用法】首乌生发丸：将上药共为细面，炼蜜为丸，每丸重 10g，每日 3 次，每次 1 丸。4 周为一疗程。

三味生发酊：将上药混合备用，每日搽 3 次。4 周为一疗程。

【功效】首乌生发丸：滋补肝肾，养血益精。

三味生发酊：温经通络。

【适应证】**斑秃（肝肾不足型）**。症见：头发突然短期或反复片状脱落，脱发区周围头发松脆易抓落，头皮光亮，境界清楚，无炎性反应，无瘢痕。病程日久，甚至全秃或普秃，多伴有头目眩晕，腰膝酸软，心悸失眠，舌淡红，苔薄，脉细弱。

【疗效】以上法治疗斑秃 50 例，2 个疗程后判定疗效。痊愈 24 例（脱发区新发全部生长）；显效 11 例（脱发区新发生长 70% 以上）；有效 10 例（脱发区新发生长 20% ~ 70%）；无效 5 例（仍有头发脱落，或脱发区无毛发长出或新发生长 < 20%）。总有效率为 90%。

【来源】余纪芬. 首乌生发丸治疗斑秃 50 例. 四川中医，2002，20（3）：65

🪷 生发酊合丹参穴位注射

生发酊：黄芪 20g　白芷 20g　三棱 20g　侧柏叶 100g　60% 乙醇 1000ml

丹参穴位注射疗法取穴：双侧足三里穴或双侧三阴交穴

【用法】生发酊：将上药置于 60% 乙醇 1000ml 中，浸泡 7 天后去渣存酊备用，外搽生发酊，局部轻微按摩 2 ~ 3 分钟，至皮肤发红，2 次/天，疗程为 3 个月。

丹参穴位注射疗法：丹参注射液 1.0ml（正大青春宝药业有限公司生产）穴位注射，双侧足三里穴或双侧三阴交穴交替注射（足三里：在小腿前外侧，犊鼻穴下 3 寸，距胫骨前缘一横指；三阴交：在小腿内侧，足内踝尖上 3 寸，胫骨内侧缘后方。针尖对准穴位垂直刺入，再缓慢推进 1.0 ~ 1.5 寸，产生得气感应后回抽无血，即缓慢注入丹参注射液 1.0ml，有触电感时针体往外退出少许后注射），1 次/周。

【功效】生发酊：益气活血，去瘀生新。

丹参穴位注射疗法：活血通经。

【适应证】**斑秃**。

【疗效】以上法治疗斑秃 30 例，痊愈 10 例（新发全部长出，分布密度、毛发粗细、色泽同正常头发，拔毛试验阴性），显效 17 例（新发生长 50% 以上，较多毳毛变为终毛，拔毛试验阴性），进步 3 例（新发生长 10% 以上，包括毳毛，但生长缓慢，拔毛试验阴性或阳性），无效 0 例（无新发生长或新发生长低于 10% 或边生长边脱落）。总有效率为 90%。

【来源】戴红．丹参穴位注射联合外用生发醑治疗斑秃疗效观察．中国医学文摘，2011，28（4）：200 – 201

梅花针叩刺合养血生发酊

养血生发酊：当归 15g　黄芪 25g　生地 15g　制首乌 20g　侧柏叶 30g　补骨脂 20g　赤芍 15g　黑芝麻 20g　生姜 30g　75% 乙醇 300ml

梅花针叩刺主穴：脱发区

【用法】梅花针叩刺：用梅花针叩击脱发区，由边缘向中心均匀轻叩致皮肤潮红而又无出血点为度；然后再从不脱发区向脱发区中心轻轻叩击 10～20 次，每 2 天 1 次，疗程为 3 个月。

养血生发酊：将上药与 75% 乙醇 300ml 共置密闭容器内浸泡，2 周后滤取上清液备用，外搽脱发区，反复轻搽致患处皮肤潮红为止，约 5～10 分钟，每 2 天 1 次，疗程为 3 个月。

【功效】养血生发酊：通经活络，养血生发。梅花针叩刺：通经活络，养血生发。

【适应证】斑秃。症见：秃发突然发生，无任何自觉症状，常由患者本人或他人无意中发现，秃发区光滑，境界清楚，脱发区皮肤正常。

【疗效】以上法治疗斑秃 30 例，痊愈 15 例（毛发停止脱落，脱发全部长出，其分布密度、粗细、色泽与健发区相同）；显效 8 例（毛发停止脱落，脱发再生达 70% 以上，其分布密度、粗细、色泽接近健发区）；有效 5 例（毛发停止脱落，脱发再生达 30% 以上）；无效 2 例（脱发再生不足 30% 或仍继续秃落）。总有效率为 93.33%。

【来源】王海洪，刘桂卿，张红霞．梅花针联合养血生发酊治疗斑秃的疗效观察．内蒙古中医药，2011，12（1）：70

针刺合柏叶生发酊

针刺主穴：足三里　三阴交　肾俞　肝俞

柏叶生发酊：侧柏叶 18g　当归 18g　赤芍 18g　丹参 18g　生地黄 18g　川椒 10g　红花 10g　干姜 15g

【用法】柏叶生发酊：将上药物切碎放入 75% 乙醇 500ml 中密封浸泡 15 天后备用，浸泡期间，每天摇动 3 次。取 100ml 中药滤液装瓶，临用时每瓶加入泼尼松 30mg（打成药粉）混匀，取药液适量，涂擦斑秃区，每日 3 次。

针刺：针刺时患者取伏案坐位，充分暴露穴位，用 75% 乙醇消毒医生手指及患者穴位处，选用 0.30mm×40mm 毫针，针刺足三里、三阴交、肝俞、肾俞，以患者感到酸麻胀痛等得气感为度，体质较弱者用补法，身体壮实者采用平补平泻，配穴均采用平补平泻，得气后留针 20 分钟，留针过程中行针 3 次，每日 1 次。

【功效】滋补肝肾，益气养血，活血生发。

【适应证】**斑秃（肝肾不足型）**。症见：秃发突然发生，无任何自觉症状，常由患者本人或他人无意中发现，脱发区皮肤光亮，境界清楚。伴头晕耳鸣，腰膝酸软，失眠多梦，舌淡红，苔薄白，脉弦细。

【疗效】以上法治疗斑秃 30 例，痊愈 21 例（头发全部长出，其分布密度、粗细及色泽均恢复正常，拉发试验阴性）；显效 7 例（新发生长 70% 以上，包括密度、粗细及色泽均接近正常）；有效 1 例（新发生长 30% 以上，包括有毳毛及白发长出，且治疗后毛发停止脱落）；无效 1 例（治疗 2 个月以上新发生长不足 30% 或继续脱落者）。总有效率为 96.7%。

【来源】潘朝霞，欧阳泠星，王剑锋．针刺配合柏叶生发酊治疗斑秃临床观察．上海针灸杂志，2011，30（8）：549－550

🪷 加味当归饮子合生发酊

加味当归饮子：当归　熟地　白芍　川芎　防风　荆芥　桃仁　白术　红花　刺蒺藜　茯苓各 15g　党参　何首乌　女贞子各 20g　黄芪 30g　甘草 10g　生姜 3 片　红枣 10 枚

复方生发酊：红花 6g　当归 6g　丹参 6g　桃仁 6g　川芎 6g　黄芪 6g　桂枝 6g　人参 6g　干姜 3g　川椒 3g　75% 乙醇 400ml

【用法】加味当归饮子：上药加水 400ml，浸泡 30 分钟，文火慢煎 45 分钟左右，取汁 150ml，二煎加水 300ml，取汁 150ml，两煎相合，分早、晚 2 次温服，每日 1 剂。

复方生发酊：上药加入 75% 乙醇 400ml，浸泡 1 周备用，2 次/天外涂。1 个月为 1 个疗程，连续使用 3 个疗程。

西药：口服复方甘草酸苷（25mg/片）3 片，3 次/天。

【功效】加味当归饮子：理气活血，祛风化瘀。

复方生发酊：理气活血化瘀。

【适应证】斑秃。症见：头皮处发生圆形、椭圆形或不规则形斑状脱发，一片或数片，脱发部头皮光滑无炎症，其边缘头发松动易于拔除，无自觉症状。

【疗效】以上法治疗斑秃 50 例，痊愈 37 例（斑秃区全部有终毛生长、覆盖，达到美容要求，拔毛试验阴性）；显效 9 例（斑秃区普遍有毳毛生长，毛发停止脱落，终毛覆盖率≥50%，拔毛试验阴性）；有效 2 例（斑秃区普遍有毳毛生长，毛发停止脱落，终毛覆盖率＜50%，拔毛试验阴性或阳性）；无效 2 例（仅有少许毳毛生长，头发继续脱落，拔毛试验阳性）。总有效率为 96.0%。

【来源】吴国春，代立平．中西医结合疗法治疗斑秃疗效观察．中国误诊学杂志，2011，11（30）：7365－7366

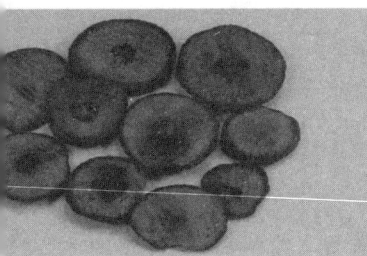

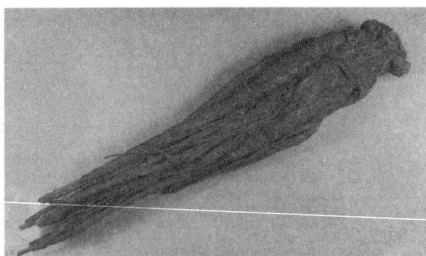

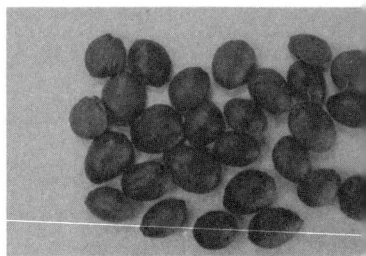

第二章
脂溢性脱发

　　脂溢性脱发为头皮毛发从粗长毛渐变为毳毛进而逐渐脱落的损美性皮肤病，表现为进行性头发密度减少。本病可有家族史，为常染色体显性遗传，其遗传特性需在雄激素作用下才表现出来，故以往称"雄激素源性脱发"、"男性型秃发"、"早秃"等。

　　本病多累及男性，常在 20 ~30 岁发病。男性最初表现为前额两侧头发变纤细而稀疏，并逐渐向头顶延伸，额部发际向后退缩，头顶头发也可脱落；随着脱发的缓慢进展，前额变高形成"高额"，进而与顶部脱发区域融合，严重者仅枕部及两颞保留少量头发，脱发处皮肤光滑，可见纤细毳毛生长。女性病情较轻，多表现为头顶部头发稀疏，但前额发际线并不上移。一般无自觉症状或有微痒。

　　患本病后应保持生活规律，睡眠充足；限制多脂及多糖饮食，忌饮酒和辛辣刺激性食物，多吃水果、蔬菜；避免各种机械性刺激，少用碱性大的肥皂。中医治疗本病有一定的特色，脂溢性脱发属于中医学"蛀发癣"范畴。脂溢性脱发有干、湿之分，其发病机制也不尽相同。中医学认为，本病多因脏腑湿热内蕴，或湿热之邪外侵，郁于肌肤，以致营卫失和，脉络瘀阻，发失所养；或肝肾不足，气血亏虚，复染湿热之邪而致。治疗上，针对病因病机多采用凉血消风、清热利湿、活血化瘀、补益肝肾、养血生发之法，可用中药内服、外用、针灸以及食疗等方法或综合治疗。

第一节 内服方

🪷 除湿生发汤

茯苓 10g 何首乌 10g 车前子 10g 白术 10g 丹参 10g 侧柏叶 10g 泽泻 10g 川芎 6g 生山楂 10g

【用法】每次 1 剂，100ml 温水冲服，每日 2 次。

【功效】健脾祛湿，养血生发。

【适应证】**脂溢性脱发（脾虚湿热型）**。症见：患者平素恣食肥甘厚味，头发潮湿，状如油擦，甚则数根头发彼此粘在一起，鳞屑油腻，黏着头皮，呈橘黄色，头皮瘙痒；舌质红，苔黄腻，脉濡数。

【疗效】治疗组 30 例，痊愈患者达 5 例，显效患者为 12 例，有效患者为 5 例，无效患者为 8 例，总有效率达到 73.33%。

【来源】李威威. 除湿生发汤治疗脂溢性脱发的临床观察. 长春中医药大学学位论文. 2012

🪷 固肾生发汤

蒲公英 20g 何首乌 15g 牡蛎 30g（先煎） 女贞子 20g 旱莲草 15g 桑椹 20g 桑白皮 15g 生地 20g 白花蛇舌草 15g 侧柏叶 15g 山楂 20g 丹参 20g 茯苓 20g 柴胡 10g 甘草 6g

【用法】日 1 剂，采用自动煎药机煎取中药汤液 150ml，2 次/天口服。

【功效】固肾生发，清热除湿。

【适应证】**脂溢性脱发（肝肾不足，湿热内阻型）**。症见：油脂分泌旺盛，头发油腻，或头皮屑明显，头发干燥，伴有瘙痒，头发弥漫性缓慢脱落，或头发稀疏，舌质红，苔黄腻，脉弦细。

【疗效】治疗脂溢性脱发 45 例，痊愈 30 例，显效 11 例，有效 3 例，无效 1 例，总有效率 91.1%。

【来源】席建元，李艳霞，荣光辉，等. 固肾生发汤治疗脂溢性脱发 45 例临床观

察. 中国中西医结合皮肤性病学杂志, 2009, 8 (3): 167 - 168

桂枝加龙骨牡蛎汤

桂枝 12g 白芍 12g 生姜 12g 龙骨 12g 牡蛎 12g 甘草 8g 大枣 12 枚

【用法】水煎服, 每天 2 次, 每日 1 剂。

【功效】调阴阳, 和营卫, 兼固摄精液。

【适应证】**男性脂溢性脱发(气阴耗伤, 阴损及阳型)**。症见: 头发油腻、多屑有明显瘙痒感, 前额及头顶部头发稀疏变细以致脱落, 伴目眩、口干、乏力、夜寐不安等症状。

【疗效】治疗组显效 12 例, 有效 14 例, 无效 4 例, 总有效率 86.67%。

【来源】江一帆, 周焕. 桂枝加龙骨牡蛎汤治疗男性脂溢性脱发. 现代中西医结合杂志, 2009, 18 (3): 265 - 266

楂曲首乌方

山楂 20g 神曲 10g 首乌 30g 丹参 20g 川芎 10g 侧柏叶 30g 牡蛎 20g 苍术 10g 厚朴 10g 陈皮 15g 麦芽 30g 山茱萸 15g 柴胡 10g 郁金 20g 黄精 10g 黄芪 20g 甘草 10g

【用法】水煎服, 每天 2 次, 每日 1 剂。

【功效】清热除湿行气, 固肾补血生发。

【适应证】**脂溢性脱发**。

【疗效】治疗 3 个月后, 治疗组 50 例, 显效 17 例, 有效 27 例, 无效 6 例, 总有效率为 88%。

【来源】宋书仪, 肖瑞江, 郭芙蓉, 等. 楂曲首乌方治疗脂溢性脱发临床观察. 现代中西医结合杂志, 2011, 20 (27): 3418 - 3419

三仁汤

杏仁 10g 白蔻仁 20g 薏苡仁 30g 厚朴 12g 滑石 20g (包, 先煎) 通草 10g 竹叶 10g 半夏 15g 石菖蒲 15g 郁金 15g 土茯苓 15g 生甘草 10g

【用法】加水 500ml，文火煎煮，取汁 100~150ml，复煎 1 次。每日 2 次口服。

【功效】清热利湿。

【适应证】**脂溢性脱发（湿热上犯型）**。症见：头皮皮脂溢出，有油腻性鳞屑，头发稀疏而细，脱落，伴有不同程度的瘙痒，全身症状见头身困重，胸脘满闷，急躁易怒，食欲不振，大便不爽，舌苔白腻或黄腻，脉濡缓或濡数，或滑数。

【疗效】服药 3~6 个疗程判断疗效，治疗 20 例，其中治愈 10 例，好转 8 例，无效 2 例。

【来源】张慧，牛阳. 三仁汤治疗脂溢性脱发 20 例临床观察. 吉林中医药杂志，2011，7（31）：642

健脾养血生发汤

白术 12g　当归 12g　侧柏叶 12g　冬桑叶 12g　女贞子 12g　党参 15g　土茯苓 15g　白芍 15g　制首乌 15g　生薏苡仁 30g

【用法】每日 1 剂，水煎内服，每日 2 次。1 个月为一疗程，服 3 个疗程。

【功效】健脾祛湿，益气养血。

【适应证】**脂溢性脱发。**

【临证加减】精神紧张加郁金；房劳过度加枸杞、桑椹；头皮瘙痒加白蒺藜；头发干燥加熟地黄；头皮多油或有糠屑加苦参、黄连；病程长加桃仁、红花。

【疗效】本次临床实验结果提示，36 例中，痊愈 15 例，有效 17 例，无效 4 例，总有效率为 89%。

【来源】程德华. 健脾养血生发汤治疗脂溢性脱发 36 例. 安徽中医学院学报，1998，17（5）：34-35

生发汤

熟地 20g　枸杞子 20g　黄芪 20g　党参 20g　茯苓 15g　白术 20g　丹参 20g　益母草 20g　白花蛇舌草 10g　生山楂 20g　生甘草 6g

【用法】水煎服，每天 2 次，每日 1 剂。

【功效】补肾益气，活血生发。

【适应证】**脂溢性脱发**。

【临证加减】头发油腻伴头皮作痒加白鲜皮、虎杖、金钱草；头晕眼花加用杞菊地黄丸，每次 6g，1 日 2 次；伴胃纳不香加服香砂六君子丸（中成药），每次 4.5g。1 日 2～3 次；便干、便秘加清解片（大黄、黄柏、黄芩、苍术），每次 5 片，1 日 2 次；伴有腰酸，月经异常等冲任不调合二仙汤（仙茅、仙灵脾、当归、巴戟肉、黄柏、知母）加减。

【疗效】治疗组显效 22 例，有效 66 例，无效 8 例，总有效率 91.67%。

【来源】孟勘. 生发汤治疗脂溢性脱发 96 例观察. 辽宁中医杂志，1994，21（7）：319－320

🪷 养血通络生发汤

当归 15g　黄芪 30g　鸡血藤 15g　川芎 15g　酸枣仁 20g　枸杞子20g　藁本 10g　甘草 20g　夜交藤 15g　女贞子 15g　山茱萸 15g　桑椹 20g　山药 15g　熟地黄 15g

【用法】水煎服，每天 2 次，每日 1 剂。

【功效】补益肝肾，补虚扶正，舒筋活络，滋阴养血生发。

【适应证】**脂溢性脱发（肝肾不足型）**。症见：患者头发稀疏，脱发处头发为细软短发。伴倦怠乏力，肢体沉重，记忆差，腰膝酸软，小便次数增多，大便正常。舌质淡红少苔，脉沉细。

【疗效】治疗组显效 12 例，有效 14 例，无效 4 例，总有效率 86.67%。

【来源】丛南南. 吴景冬教授应用养血通络生发汤治疗肝肾亏损型脂溢性脱发经验介绍. 辽宁中医药大学学位论文，2010

🪷 滋肾养血生发汤

黄芪 15g　菟丝子 20g　鸡血藤 20g　川芎 20g　酸枣仁 20g　夜交藤 20g　女贞子 15g　当归 15g　丹参 20g　何首乌 15g　茯苓 30g　白芍 10g　山萸肉 20g　枸杞子 20g　墨旱莲 15g　杜仲 15g　黄精 15g　桑椹 20g　山药 15g　蒲公英 20g　熟地黄 15g　甘草 20g

【用法】其中黄芪、鸡血藤、夜交藤、丹参、何首乌、黄精、茯苓、白芍、山药、熟地黄、甘草切厚片；川芎、当归切薄片；菟丝子、酸枣仁、桑椹净制；墨旱莲、蒲公英切段；杜仲切块。1 剂/天，水煎，取汁 300ml，每天 2 次口服。

【功效】补肾生发，滋阴补血，安神除烦，清热利湿。

【适应证】**脂溢性脱发**。

【疗效】以本方治疗脂溢性脱发 30 例，痊愈 10 例，显效 9 例，有效 7 例，无效 4 例，总有效率 86.67%。

【来源】夏烽，刘纪青. 自拟滋肾养血生发汤治疗脂溢性脱发疗效观察. 时珍国医国药，2012，23（10）：2645-2646

❀ 复方侧柏汤

制首乌 15g　生侧柏叶 15g　泽泻 10g　泽兰 10g　木瓜 10g　薏苡仁 15g　丹参 15g　白鲜皮 10g　生山楂 15g　女贞子 10g　旱莲草 10g

【用法】水煎服，每天 2 次，每日 1 剂。

【功效】清热祛湿，健脾养血，滋肾化瘀。

【适应证】**脂溢性脱发（脾胃湿热型）**。症见：头发光泽发亮，皮屑油腻，固着较紧，往往数根头发粘着，毛发稀疏秃落。伴有纳呆，便溏。舌红，苔黄腻，脉濡。

【疗效】本研究表明，中药组 26 例，痊愈 3 例，显效 9 例，有效 10 例，无效 4 例，总有效率 84.61%。

【来源】黎伟珍. 复方侧柏方治疗雄激素性脱发脾胃湿热型的理论与临床研究. 南京中医药大学学位论文，2005

❀ 二至四物汤

女贞子 12g　旱莲草 12g　当归 15g　川芎 12g　白芍 15g　生地 12g　首乌 15g　黑芝麻 15g　升麻 10g　葛根 15g

【用法】水煎服，每天 2 次，每日 1 剂。

【功效】补肝肾，益精血，养血生发。

【适应证】**脂溢性脱发**。

【临证加减】证属湿热内蕴者，可加薏苡仁 30g，泽泻 10g；证属血虚风燥者，可加赤芍 12g，丹皮 12g；兼肝气郁滞者，可加柴胡 9g，香附 10g，佛手 10g；兼心悸、头晕、失眠者，可加生龙牡各 30g，磁石 30g；兼腰腿痛膝酸软者，可加枸杞子 12g，菟丝子 12g，补骨脂 12g；兼气滞血瘀者，可加桃仁 12g，红花 12g。

【疗效】治愈（新发完全长齐）56 例；显效（病情控制，新发部分生长）7 例；有效（病情控制，但无新发生长）5 例。总有效率 100%。

【来源】韩建军．二至四物汤加减治疗脂溢性脱发 68 例体会．光明中医，2006，2（21）：37

薏苓祛湿生发汤

茯苓 10g　生薏苡仁 15g　生地 15g　丹皮 10g　泽兰 10g　泽泻 10g　生侧柏叶 15g　石菖蒲 10g　茵陈 10g　木瓜 10g　丹参 15g　生山楂 15g　六一散 10g

【用法】水煎服，每天 2 次，每日 1 剂。

【功效】清热利湿，健脾生发。

【适应证】**脂溢性脱发（湿热型）**。症见：头发潮湿，状如擦油或水浸，甚则数根头发彼此粘在一起，头屑油腻，头皮有明显瘙痒，日久则前额及头顶部头发稀疏变细，脱落以致秃顶。舌红苔黄而腻，脉滑而数。

【临证加减】头发油腻、湿热尤重者加茵陈、蛇舌草等加强清热祛湿作用；头皮瘙痒严重，属风邪偏盛者应酌加白鲜皮、钩藤以祛风止痒；头屑较多者加白蒺藜、当归养血祛风。

【疗效】总有效率为 85.93%。

【来源】任芳．薏苓祛湿生发汤治疗湿热型雄激素性脱发的临床观察与头发元素含量分析．南京中医药大学学位论文，2012

乌柏芎芷生发汤

首乌 30g　侧柏叶 10g　川芎 10g　白芷 10g　黄柏 10g　木瓜 30g　北黄芪 30g　胡桃 30g　桑椹 10g　当归 15g　熟地 15g　天麻 10g　丹参 30g　红花 3g　赤芍 10g　苦参 10g　蝉蜕 5g　荆芥 10g

【用法】每天或隔天 1 剂，水煎服。煎服方法：上方头煎加水 600ml，煎30 分钟，取汁 350ml，2 次加水 300ml，取汁 150ml，两煎混合，分 2 次口服。

第 3 次煎时加水 3000ml，煎 30 分钟，取汁 2500ml，放凉洗头并按摩头部脱发区。5 剂一疗程，连服 1～10 个疗程或服药到有毛发长出或至毛发长齐与健发区相同。

【功效】补肾养血，活血化瘀，祛风生发。

【适应证】脂溢性脱发（肝肾不足型）。症见：脱发区头皮光滑或遗留少数稀疏细软头发，伴有腰膝酸软，头昏耳鸣，舌质淡，苔少，脉沉细。

【疗效】28 例中痊愈 16 例，显效 3 例，有效 8 例，无效 1 例。总有效率 96%。

【来源】黄洪坤. 自拟乌柏芎芷生发汤治疗脱发的疗效观察. 现代中西医结合杂志，2001，10、（8）：713－715

🪷 生发灵

当归 15g　赤芍 20g　川芎 20g　桃仁 20g　红花 15g　何首乌 15g　黑豆 20g　黄芪 15g　石菖蒲 10g

【用法】经提取后制成 500ml 瓶装汤剂，每次口服 70ml，日服 2 次。另用生发酊（组成：人参、何首乌、骨碎补、补骨脂等乙醇浸泡）外搽，日 2～3 次。

【功效】通窍活血生发。

【适应证】脂溢性脱发。

【临证加减】伴夜寐差者配服朱砂安神丸，肝火较重伴烦躁、尿黄者配服龙胆泻肝丸。

【疗效】100 例患者均依此方治疗，痊愈 84 例，好转 15 例，无效 1 例。治愈率 84%，总有效率 99%。服药时间最短 14 天，最长半年，平均治愈天数为 75 天。

【来源】刘代红，赵延章. 通窍活血法治疗脱发 100 例. 新中医，1997，29（6）：55

🪷 复方茵陈汤

茵陈 15g　生侧柏叶 15g　泽泻 10g　泽兰 10g　木瓜 10g　薏苡仁 15g　丹参 15g　白鲜皮 10g　生山楂 15g　女贞子 10g　旱莲草 10g

【用法】每日 1 剂，每剂煎煮 2 次，共取汁 300ml，分早晚 2 次服用。

【功效】清热利湿，活血生发。

【适应证】**脂溢性脱发（湿热蕴结型）**。症见：患者脱发前额两侧开始，逐渐向上发展，脱发区头皮光亮或呈一片均匀、稀疏、细软的头发，常伴有皮脂的溢出，头皮油腻，瘙痒，口苦咽干，心烦易怒，小便色黄，大便黏滞不爽，舌质红，苔黄腻，脉弦滑。

【来源】黄红娟，蔡恒骥，魏跃钢. 复方茵陈方对脾胃湿热型雄激素源性脱发患者头皮油脂分泌情况的影响. 南京中医药大学学报，2011，27（1）：30－32

温卫补血汤

生地黄0.3g 白术0.3g 藿香0.3g 黄柏0.3g 牡丹皮 苍术 王瓜根 橘皮 吴茱萸各0.6g 当归身0.7g 柴胡 人参 甘草 地骨皮各0.9g 升麻1.2g 生甘草1.5g 黄芪3.6g 丁香1个 桃仁3个 葵花7朵

【用法】水煎2次，去渣取汁300ml，1天2次，饭前热服。

【功效】温卫补血生发。

【适应证】**脂溢性脱发**。

【来源】〔金〕李东垣著. 兰室秘藏

清肺生发汤

桑白皮 地骨皮 黄芩 麻仁 柏子仁 制首乌 苍耳子 知母 生地 丹皮各9g 茅根30g 生甘草15g

【用法】水煎服，每天2次，每日1剂。

【功效】清肺热，活血通络生发。

【适应证】**脂溢性脱发（肺热型）**。症见：患者头发渐渐枯黄，脱发，必则大把脱发，尤以额际为甚，舌苔薄，脉细数。

【来源】王玉玺. 实用中医外科方剂大辞典. 北京：中国中医药出版社，1993：785

雷乳汤

生地 熟地 山药各9g 天冬 麦冬 当归各4.5g 玉竹12g 五味子1.5g 白芍3g 人乳 藕汁各300g

【用法】水煎服，每天 2 次，每日 1 剂。

【功效】滋阴养血生发。

【适应证】**脂溢性脱发**。

【来源】彭怀仁．中华名医方剂大全．北京：金盾出版社，1990：606

黄芪建中汤

　　桂枝　炙甘草　生姜各 90g　芍药 180g　大枣 12 枚　饴糖（烊）1 升　黄芪 45g

【用法】水煎（温服），每天 2 次，每日 1 剂。

【功效】补气养血生发。

【适应证】**脂溢性脱发**。

【来源】张民庆．中医皮肤美容方剂大全．北京：中国中医药出版社，2001：893

通窍活血汤

　　赤芍 3g　川芎 3g　桃仁 9g　红花 9g　鲜姜 9g　老葱 3 根　红枣 7 个　麝香 0.15g　黄酒 250ml

【用法】水煎服，每天 2 次，每日 1 剂。

【功效】活血化瘀，止脱健发。

【适应证】**脂溢性脱发**。

【来源】张民庆．中医皮肤美容方剂大全．北京：中国中医药出版社，2001：894

桃红四物汤

　　熟地 9g　川芎 9g　白芍 9g　当归 9g　桃仁 9g　红花 9g

【用法】水煎（温服），每天 2 次，每日 1 剂。

【功效】活血化瘀生发。

【适应证】**脂溢性脱发**。

【来源】张民庆．中医皮肤美容方剂大全．北京：中国中医药出版社，2001：894

麦门冬汤

　　麦门冬（去心）30g　远志 30g　人参 30g　黄芩 30g　生地黄 30g

茯神 30g　煅石膏 30g　炙甘草 15g

【用法】水煎（温服），每天 2 次，日 1 剂。

【功效】滋阴养血生发。

【适应证】脂溢性脱发。

【来源】张民庆. 中医皮肤美容方剂大全. 北京：中国中医药出版社，2001：896

🪷 竹叶黄芩汤

竹叶 400g　黄芩 42g　茯苓 42g　甘草 28g　麦门冬 28g　大黄 28g 生地黄 60g　生姜 84g　芍药 56g

【用法】上药咬咀，水煎去滓，分 3 次服。

【功效】养阴清热生发。

【适应证】脂溢性脱发。

【来源】张民庆. 中医皮肤美容方剂大全. 北京：中国中医药出版社，2001：897

🪷 竹叶汤

生干地黄 150g　干地黄 150g　芍药 120g　黄芪 90g　茯苓 90g 泽泻 90g　炙甘草 90g　麦门冬（去心）90g

【用法】水煎（温服），每天 2 次，日 1 剂。

【功效】益气养阴生发。

【适应证】脂溢性脱发。

【来源】［宋］陈无择. 三因极一病证方论

🪷 地黄汤

麦门冬（去心）150g　干地黄 150g　生地黄 150g　人参 90g　茯 苓 90g　芍药 90g　甘草 90g　白术 90g　葳蕤 120g　石膏 180g　远志 （去心）300g

【用法】捣为散。每服 12g，水煎去滓，不拘时服。

【功效】健脾祛湿，养血生发。

【适应证】脂溢性脱发。

【来源】张民庆. 中医皮肤美容方剂大全. 北京：中国中医药出版社，2001：897

🪷 人参养荣汤

白芍 120g　当归 30g　陈皮 30g　黄芪 30g　桂心 30g　人参 30g　白术 30g　炙甘草 30g　熟地黄 22.5g　五味子 22.5g　茯苓 22.5g　远志 15g

【用法】水煎服，每天 2 次，每日 1 剂。

【功效】健脾益气，养血生发。

【适应证】**脂溢性脱发（气血不足型）**。症见：油脂分泌旺盛，头发油腻，或头皮屑明显，头发干燥，伴有瘙痒，头发弥漫性缓慢脱落，或头发稀疏。

【来源】李云海．人参养荣汤临床应用举隅．世界中西医结合杂志，2013，8（5）：508－509

🪷 二陈汤

半夏（汤洗 7 次）150g　橘红 150g　白茯苓 90g　炙甘草 45g

【用法】为粗末，每服 12g，加生姜 7 片，乌梅 1 个，水煎，不拘时服。

【功效】燥湿化痰生发。

【适应证】**脂溢性脱发（湿痰蕴结型）**。症见：患者平素有饮食肥甘厚味习惯，头发潮湿，状如擦油或水浸，甚则数根头发彼此粘在一起，鳞屑油腻呈橘黄色，周围很紧，难涤除，舌质红，苔白或黄腻，脉濡涩。

【来源】张民庆．中医皮肤美容方剂大全．北京：中国中医药出版社，2001：900

🪷 敛液生发汤

生地 15g　白芍 15g　白术 15g　制首乌 30g　桑椹 30g　旱莲草 30g　当归 12g　女贞子 12g　五味子 12g　桑叶 15g　人参 9g　茯苓 12g

【用法】水煎服，日 1 剂，分 3 次服。

【功效】敛液生发。

【适应证】**脂溢性脱发（阴液不足型）**。症见：头晕耳鸣，眼目干涩，面容憔悴，精神不振，失眠多梦，虚烦不安，头顶汗出，舌红或胖，苔少或根部黄腻，脉细数或虚弦而滑。

【临证加减】兼气虚者，酌加黄芪；血热者，酌加侧柏叶、丹皮或紫草；血瘀者，酌加丹参；有热毒者，酌加银花、菊花；头油、头汗重者，可将五味子、桑叶量加大，并酌加蝼蛄以利水湿。

【来源】谢远明，姜晓．脱发的中医防治．西安：陕西科学技术出版社，1988：63

🌸 祛脂生发饮

蒲公英25g　白花蛇舌草30g　生薏苡仁40g　丹参30g　泽泻15g
山栀20g　制首乌15g　生山楂20g　白鲜皮20g　丹皮15g　女贞子
15g　茯苓20g　桑椹15g　甘草10g

【用法】每日1剂，每剂煎煮两次，共取汁300ml，分早晚2次服用。

【功效】清热祛湿，健脾养血，滋肾化瘀。

【适应证】脂溢性脱发（脾胃湿热型）。症见：患者头发光泽发亮，皮屑油腻，固着较紧，往往数根头发粘着，毛发稀疏秃落，伴有纳呆，便溏，舌红，苔黄腻，脉濡。

【疗效】本次临床实验结果提示，中药组45例，痊愈4例，显效18例，有效15例，无效8例，总有效率82.22%。

【来源】李晓红．祛脂生发饮治疗脂溢性脱发（脾胃湿热型）86例的临床观察．中医药信息杂志，2009，26（4）：67-68

🌸 祛湿健发饮

炒白术25g　泽泻15g　猪苓25g　萆薢25g　车前子15g　川芎
15g　赤石脂20g　白鲜皮25g　桑椹15g　生地黄20g　熟地黄20g
首乌藤25g

【用法】每剂煎取2袋，每袋200ml，1袋/次，每日2次口服，早晚饭后半小时温服。

【功效】健脾祛湿，滋阴固肾。

【适应证】脂溢性脱发（阴虚湿盛型）。症见：脱发，头发油腻，头皮瘙痒，苔微黄，纳呆，口苦咽干，心烦急，舌红苔黄，脉滑数。

【疗效】以本方治疗治疗脂溢性脱发40例，痊愈12例，显效17例，有效 7 例，无效 4 例，总有效率 72.5%。

【来源】王和平，李玲玉，王姗姗，等. 祛湿健发饮治疗脂溢性脱发的临床观察. 中医药信息杂志，2012，29（4）：111－112

🪷 天麻钩藤饮

天麻 15g　钩藤 15g　夜交藤 30g　决明子 10g　桑寄生 20g　茯苓 15g　川芎 10g　白芷 10g　黄连 10g　苦参 15g　生薏苡仁 30g　生龙骨 30g　白芍 15g　杜仲 15g

【用法】水煎服，每天 2 次，每日 1 剂。

【功效】祛风除湿，止脱健发。

【适应证】**脂溢性脱发（肝失疏泄，风湿搏结型）**。症见：患者头发生长不牢，稍加外力即大量脱落，头皮油脂多，2～3 日不洗即油腻不堪，舌尖红，苔白，脉象弦或细弱。

【来源】张苍，陶洋，陈凯. 天麻钩藤饮治疗脂溢性脱发经验. 中国中西医结合皮肤性病学杂志，2003，2（2）：120－121

🪷 周氏生发饮

生地 15g　熟地 15g　当归 20g　侧柏叶 15g　黑芝麻 20g　首乌 25g

【用法】水煎（温服），每天 2 次，日 1 剂。在内服药的同时，外擦生发酊则疗效更好。

【功效】清热利湿，健脾补肾生发。

【适应证】**脂溢性脱发**。

【临证加减】风盛血燥去熟地，生地改用 30g，加丹皮 10g，蛇床子 15g，蝉蜕 10g，苦参 20g，川芎 10g，白鲜皮 20g；肝肾亏虚严重加枸杞 20g，菟丝子 20g；气滞血瘀加红花 10g，赤芍 15g，桃仁 10g，川芎 10g，鸡血藤 20g；皮肤瘙痒且落屑者，加苦参、白鲜皮、地肤子。

【来源】周鸣岐. 生发饮新剂型治疗脱发 192 例临床观察. 辽宁中医药杂志，1981，5（40）：26－27

🪷 吴氏生发饮

　　制首乌 15g　桑椹 15g　枸杞 15g　菟丝子 15g　丹参 15g　生黄芪 15g　党参 12g　生地 12g　野菊花 12g　当归 9g　侧柏叶 9g　川芎 24g　黑芝麻 24g

【用法】水煎服，每天 2 次，每日 1 剂。

【功效】滋补肝肾，益气活血生发。

【适应证】**脂溢性脱发。**

【来源】吴熙．脱发的辨证治疗．福建中医药，1981，（4）：16 – 19

🪷 一味茯苓饮

　　茯苓 500 ~ 1000g

【用法】研末，每次服 5 ~ 10g，日 2 次，开水冲服。

【功效】健脾利湿生发。

【适应证】**脂溢性脱发。**

【来源】中国中医研究院．岳美中医案集．北京：人民卫生出版社，2005：151

🪷 鹿角丸

　　鹿角 60g　牛膝（酒浸）45g

【用法】为末，炼蜜丸如梧桐子大，每服 70 丸，空腹盐汤下。

【功效】补肾生发。

【适应证】**脂溢性脱发（肝肾不足型）。**

【来源】谢观．中华医学大辞典（上、下卷）．沈阳：辽宁科学技术出版社，1994：1220

🪷 双柏丸

　　侧柏叶 120g　桑椹 120g　黄柏 60g　当归 60g

【用法】将四味药焙干，研细末，水泛为丸，如梧桐子大，每天晨晚各服 1 次，每次 9g，以淡盐汤送下。20 天为一疗程，可连服数个疗程。

【功效】补益肝肾，滋阴清热。

【适应证】脂溢性脱发。

【来源】陆念祖.双柏丸治疗中年脱发.四川中医杂志，1984，(3)：63

🪷 当归天麻丸

当归30g　白芍30g　首乌30g　丹皮15g　川芎20g　天麻20g　熟地60g　菟丝子60g　山药40g　菊花40g　蜂蜜适量

【用法】上药研粉，炼蜜为丸，每丸10g，每次1丸，1日2次，温开水送服。

【功效】滋肾养血生发。

【适应证】脂溢性脱发。

【来源】王西京.常见皮肤病的中医治疗.北京：中医古籍出版社，1995：174

🪷 白术泽泻方

炒白术15g　猪苓15g　草薢15g　白鲜皮15g　泽泻9g　车前子（另包）9g　川芎9g　桑椹9g　赤石脂9g　生地12g　熟地12g　夜交藤12g

【用法】水煎服，每天2次，每日1剂。

【功效】清热利湿，健脾补肾生发。

【适应证】脂溢性脱发。

【来源】王西京.常见皮肤病的中医治疗.北京：中医古籍出版社，1995：175

🪷 生发一号丸

生熟地90g　当归90g　白芍60g　女贞子30g　菟丝子30g　羌活30g　木瓜30g

【用法】共研细末，过100目罗，上方炼蜜为丸，每丸重9g，每天3次，每次1丸，连服1月为1个疗程。

【功效】养血消风生发。

【适应证】脂溢性脱发（血虚风燥型）。症见：头发干枯，略有焦黄。均匀而疏稀脱落，搔之则白屑飞扬，落之又生，自觉头部烘热，头皮燥痒，舌质红，苔淡黄，脉细数。

【来源】中国中医研究院广安门医院编. 朱仁康临床经验集（皮肤外科）. 北京：人民卫生出版社，2005：266

🪷 防风蔓荆子丸

防风 48g　黄连 48g　干地黄 48g　蔓荆子 63g　甘皮 18g　葳蕤 30g　炙甘草 24g　大黄 24g　茯神 36g

【用法】捣筛蜜和丸，如梧桐子大。每服 20 丸。

【功效】祛风清热。

【适应证】**脂溢性脱发。**

【来源】张登本. 王焘医学全书. 中国：中国中医药出版社，2006：808

🪷 芝麻首乌杞子丸

黑芝麻 50g　何首乌 50g　枸杞子 50g

【用法】上药研末，炼蜜为丸，每丸重 10g。每服 1~2 丸，温开水送下，日 2~3 次。

【功效】补益肝肾生发。

【适应证】**脂溢性脱发。**

【来源】张民庆. 中医皮肤美容方剂大全. 北京：中国中医药出版社，2001：897

🪷 六味地黄丸

熟地黄 24g　山茱萸 12g　山药 12g　泽泻 9g　丹皮 9g　茯苓 9g

【用法】为末，炼蜜为丸，如梧桐子大，每服 3 丸，空腹温开水下。

【功效】滋补肝肾生发。

【适应证】**脂溢性脱发（肝肾不足型）。**症见：平素头发干枯焦黄，发病时头发常常大片面积脱落，伴有面色㿠白，肢冷畏寒，头晕耳鸣，腰膝酸软，舌质淡红，苔少或无，脉沉细无力。

【来源】张民庆. 中医皮肤美容方剂大全. 北京：中国中医药出版社，2001：899

🪷 神应养真丹

当归 15g　川芎 15g　白芍 15g　天麻 15g　羌活 15g　熟地 15g

木瓜 15g　菟丝子 15g

【用法】上药为细末，入熟地黄膏加蜜，丸如梧桐子大。每服百丸，空腹温酒盐汤下。

【功效】养血祛风生发。

【适应证】**脂溢性脱发。**

【来源】（明）陈实功著. 外科正宗

🪷 除脂生发片

地黄 130g　何首乌（制）78g　当归 78g　白鲜皮 78g　地肤子 78g　川芎 52g　丹皮 52g　蝉蜕 52g　苦参 52g　僵蚕（麸炒）52g　防风 52g　荆芥 52g　蜈蚣 2.34g

【用法】上药先将当归、川芎、丹皮研细粉；余药加水煎煮 2 次，每次 3 小时，合并煎液，滤过。滤液浓缩成相对密度为 1.28～1.32（80℃）的清膏，加入上述细粉及辅料适量，混匀，制成颗粒，干燥，压制成片剂，包糖衣，即得。口服。一次 6～8 片，一日 3 次。小儿酌减。

【功效】养血润燥，祛风止痒通络，止痒除脂。

【适应证】**脂溢性脱发（血虚风燥型）**。症见：患者毛发干枯、头皮瘙痒、头屑增多、头发逐渐稀疏、秃顶处油亮等。

【来源】陈德兴. 中成药学. 上海：上海科学技术出版社，2009：296

🪷 楂曲平胃散

生山楂　槐米　神曲各 30g　厚朴　陈皮各 15g　苍术　甘草各 6g

【用法】每日 1 剂，水煎 2 次，取汁约 500ml，分 3 次服，1 周为 1 个疗程。治疗期间禁肥甘食物及烟酒，嘱多食水果蔬菜。5～7 天洗一次头，水温宜 38℃以下。

【功效】清热除湿祛脂。

【适应证】**脂溢性脱发（脾胃湿热型）**。症见：患者进行性头发密度减少，从前额两侧头发开始变得纤细而稀疏，逐渐向头顶延伸，额部发际向后退缩，或头顶头发开始脱落，出现秃发，脱发继续进行，前额变高，进而与顶部秃发融合成片，仅枕后及两颞保留剩发，剩发处头皮光亮可见细软毳毛，头部油腻多脂。可伴有脘腹痞闷，大便溏泻不爽，纳差，舌苔黄腻，脉滑数。

【疗效】本研究表明，43 例患者治愈 18 例，有效 23 例，无效 2 例，总有效率95.3%。服药期间 2 例患者出现腹胀，胃脘不适，减少服用剂量后上述症状消失。

【来源】柏彩宝，艾儒棣．楂曲平胃散治疗脂溢性脱发．山西中医，2007，6（23）：73

加味四妙散

苍术　黄柏　牛膝　当归　苦参各10g　薏苡仁　女贞子　土茯苓　旱莲草各30g　甘草　三七粉（冲服）各3g　何首乌　白鲜皮各15g

【用法】每日 1 剂，水煎 2 次，取汁约500ml，分 3 次服，15 天为一疗程。治疗期间忌辛辣厚味及葱虾羊肉烟酒，嘱多食水果，5～7 天洗 1 次头，常做头部按摩和梳头。

【功效】除湿解毒，养血美发。

【适应证】脂溢性脱发。

【疗效】治愈21 例，有效38 例，无效 3 例，总有效率95.2%。服药期间无不良反应。

【来源】何进，唐茂清．加味四妙散治疗脂溢性脱发62 例．实用中医药杂志，2005，21（12）：730

秀发美容散

何首乌60g　黑芝麻60g　紫菜60g　生地30g　熟地30g　当归30g　核桃肉30g　桑椹20g　枸杞子20g　女贞子15g　荷叶10g　黑豆250g　昆布250g

【用法】将昆布、紫菜洗净，黑豆煮至八成熟捞出，将黑芝麻、核桃仁炒黄另置。诸药纳锅内蒸40 分钟，晒干，为末，上药混匀。早晚各 1 次，每次 2 汤匙，黄酒、淡青盐汤各 1 杯调服。

【功效】固肾生发。

【适应证】脂溢性脱发。

【来源】许静阁. 自拟秀发美容散的临床应用. 浙江中医杂志, 1989.

脱发再生散

生地200g　侧柏叶200g　丹参200g　五味子200g　女贞子200g　杭白芍200g　全当归200g　何首乌300g　红花100g　川芎100g　川羌活100g　熟地100g

【用法】研为细末, 每服30g, 日2次, 儿童酌减。同时可配合外搽生发水, 生发水组成: 敏乐啶3g（研成粉末）、70%乙醇100ml、二甲基亚砜溶液50ml混合后装瓶备用。每次擦前先用温水清洗脱发区, 将药液摇匀, 用生姜切面蘸药液在脱发区反复涂擦, 每日3~4次, 每次持续30~60分钟左右, 一般擦后脱发区有发热感。

【功效】补益肝肾, 除湿催发。

【适应证】**脂溢性脱发。**

【来源】刘镜斌. 脱发再生散和生发水治疗脱发146例. 中国中西医结合杂志, 1987,（7）: 438

五苓散

猪苓（去皮）10g　泽泻10g　白术10g　茯苓10g　桂枝（去皮）7g

【用法】上5味捣为散, 以白酒和服3g, 3次/日。多饮暖水, 汗出愈。

【功效】健脾利水, 温阳化气。

【适应证】**脂溢性脱发（脾虚湿聚）。**症见: 患者平素嗜食肥甘厚味, 头发稀疏脱落, 油腻性鳞屑明显, 瘙痒较重, 口苦咽干, 胃纳不佳, 舌质红, 苔腻, 脉滑。

【来源】张民庆. 中医皮肤美容方剂大全. 北京: 中国中医药出版社, 2001: 903

参苓白术散

人参6~9g（党参15~30g）　白术12~15g　茯苓12~15g　山药12~30g　白扁豆12~24g　莲子肉12~15g　桔梗8~9g　薏苡仁12~30g　缩砂仁3~6g（后下）

【用法】水煎（温服），每天 2 次，日 1 剂。

【功效】补肝肾，益精血，养血生发。

【适应证】**脂溢性脱发。**

【来源】谢远明，姜晓. 脱发的中医防治. 西安：陕西科学技术出版社，1988：25

🪷 黄芪异功散

人参 30g（党参 15～30g）　陈皮 6～9g　黄芪 15～30g　白术 12～15g　茯苓 12～15g　炙甘草 3～6g　生姜 3～6g　大枣 3 枚

【用法】水煎服，每天 2 次，每日 1 剂。

【功效】补气养血生发。

【适应证】**脂溢性脱发。**

【来源】谢远明，姜晓. 脱发的中医防治. 西安：陕西科学技术出版社，1988：25

🪷 千莲合剂

旱莲草 15g　千斤拔 30g　首乌 15g　葫芦茶 15g　甘草 6g

【用法】每日 1 剂，水煎分 3 次内服。配合中药外洗，方药如下：野菊花 30g、侧柏叶 30g、旱莲草 30g、鸡血藤 30g、甘草 10g，水煎 3 天外洗 1 次。

【功效】清热润燥，益气健脾，养血补肾，通络长发。

【适应证】**脂溢性脱发。**

【临证加减】脾虚湿困者，加白术、茯苓、白芍；肾虚血燥者加生地、枸杞子、柏子仁、杜仲；气血虚损者，加党参、黄芪、当归。

【来源】李美春，葛槐发. 自拟千莲合剂治疗脱发 64 例疗效观察. 中国民族民间医药杂志，1994，（10）：37－38

🪷 肺热脱发方

桑白皮 9～12g　桑叶 9～15g　地骨皮 12～30g　菊花 9～12g　薄荷 6～9g　防风 9～12g　黄芩 9～12g　生地 12～15g　丹皮 9～12g　当归 9～12g　甘草 3～6g

【用法】水煎（温服），每天 2 次，日 1 剂。

【功效】清肺泻热，养阴生发。

【适应证】**脂溢性脱发（肺热脱发型）**。症见：患者脱发形状无特异性，或呈稀疏状，或呈片状。未脱落的头发干燥、焦黄而无光泽，头皮灼热瘙痒，有的甚至奇痒难忍，搔之有大量头皮屑脱落，或伴有感冒病史，舌边尖红，苔薄白，脉浮数或细数。

【来源】谢远明，姜晓. 脱发的中医防治. 西安：陕西科学技术出版社，1988：71–72

🪷 常青糖浆

首乌藤 20g　葛根 12g　生地 10g　蝉蜕 10g　辛夷花 10g　当归 10g　仙灵脾 10g　紫草 10g　菟丝子 10g

【用法】上药制成糖浆 500ml，日 3 次，每次 50ml。

【功效】滋阴祛风，养血生发。

【适应证】**脂溢性脱发**。

【来源】朱道本. 常青方治疗脂溢性脱发和斑秃 60 例. 湖北中医杂志，1985，（3）：27

🪷 肝肾膏

熟地 500g　女贞子 500g　旱莲草 500g　玉竹 500g　桑叶 500g　桑椹 1000g

【用法】上药浓煎 3 次，去渣，取 3 次药液混合，浓缩，加白糖 3500g 收膏，每次服 30g，早、晚用开水冲服。

【功效】养阴血，补肝肾。

【适应证】**脂溢性脱发（肝肾不足，阴虚血少型）**。症见：患者平素头发干枯焦黄，发病时头发常常大片面均匀脱落，伴有头晕神疲，目胀眼花，腰膝酸软，胁痛隐隐，知饥食少，口干舌燥，舌赤有裂纹，脉弦细数。

【临证加减】遇乏味食少者，可加炒麦芽或橘红；胁痛较重者，可加丹参、赤芍；血虚偏甚者，可加当归；脱发严重者，可加何首乌、牡丹皮。

【来源】刘大鹏. 名医临床效验小方. 北京：人民军医出版社，2011：159

🪷 生发酒

人参 15g　熟地黄 50g　何首乌 50g　黄芪 50g　枸杞子 50g　黑

豆 50g

【用法】黑豆烧熟冷后与诸药混合，以 35 度米酒 1.5L 浸泡 15 日。每服 20ml，早晚空腹口服。30 天为一疗程。

【功效】补肾益气生发。

【适应证】**脂溢性脱发。**

【来源】赖庆远. 生发酒治脱发. 广西中医药杂志，1991，（2）：73

🪷 柏油生发蜜

柏子仁 50g　全当归 50g

【用法】研粉，每服 6g，蜂蜜水送服，日 3 次。

【功效】滋阴养血生发。

【适应证】**脂溢性脱发。**

【来源】陈如英，蒋星五. 中华美容保健瑰宝——中医美容保健与治疗 5000 方. 北京：商务印书馆国际有限公司，2001：56

🪷 活血生发散

当归 6g　川芎 6g　生桃仁 9g　红花 9g　生枳壳 4.5g　川牛膝 4.5g　生大黄 3g　生赭石 9g

【用法】每服 6~9g，每日 2 次，开水送服，体实者每日服 3 次。

【功效】祛瘀生发。

【适应证】**脂溢性脱发。**

【临证加减】气血虚甚者，阴虚加服六味丸，阳虚加服八味丸；心阴虚、失眠多梦者，加服天王补心丹；心阳虚者，面容不华，加服归脾丸。

【来源】李广瑞. 皮肤病效验秘方. 北京：化学工业出版社，2011：370－371

🪷 祛湿健发汤

炒白术 15g　猪苓 15g　萆薢 15g　白鲜皮 15g　首乌藤 15g　泽泻 9g　车前子 9g　川芎 9g　桑椹 9g　赤石脂 9g　干地黄 12g　熟地黄 12g

【用法】水煎（温服），每天 2 次，日 1 剂。

【功效】祛湿生发。

【适应证】**脂溢性脱发。**

【来源】李广瑞. 皮肤病效验秘方. 北京：化学工业出版社，2011：371

益发Ⅰ号方

绵茵陈 15g　赤石脂 15g　白鲜皮 15g　蒲公英 20g　山楂 20g　积雪草 20g　地黄 9g　萆薢 12g　白术 9g　甘草 6g

【用法】水煎（温服），每天 2 次，日 1 剂。

【功效】清热利湿。

【适应证】**脂溢性脱发。**

【来源】李广瑞. 皮肤病效验秘方. 北京：化学工业出版社，2011：372

第二节　外治方

一、外搽剂

喻氏外洗Ⅰ号

桑叶 30g　麻叶 30g　路路通 30g　侧柏叶 30g　透骨草 30g　何首乌 30g

【用法】水煎外洗，1 个月为一疗程，连续治疗 3 个月。

【功效】去屑止痒生发。

【适应证】**干性脂溢性脱发。**

【来源】丁雄飞. 喻文球治疗脂溢性脱发经验. 江西中医药，2005，36（6）：8

喻氏外洗Ⅱ号

土茯苓 30g　金银花 30g　王不留行 30g　透骨草 30g　皂角刺 30g厚朴 15g

【用法】水煎外洗，1 个月为一疗程，连续治疗 3 个月。

【功效】利湿清热生发。

【适应证】**湿性脂溢性脱发。**

【来源】丁雄飞. 喻文球治疗脂溢性脱发经验. 江西中医药, 2005, 36（6）：8

🪷 四黄洗剂

　　大黄9g　黄芩9g　黄柏9g　黄连须9g　龙胆6g　白矾12g

【用法】大黄、黄芩、黄柏、黄连须各9g，龙胆6g，白矾同入沙锅，加水2000ml，煎熬15分钟，弃渣取汤，备用。待温洗头发，每次15分钟，隔日1次，2个月为1个疗程。

【功效】养阴泻火，去脂生发。

【适应证】**湿性脂溢性脱发。**

【来源】李广瑞. 皮肤病效验秘方. 北京：化学工业出版社，2011：374

🪷 首乌椰树枝洗剂

　　何首乌30g　椰树枝50g　地黄30g　黑芝麻梗50g

【用法】将何首乌、椰树枝、地黄、黑芝麻梗同入沙锅，加水2000ml，煎熬20分钟，弃渣取汤，备用。待温洗患处，每次15分钟，每日早中晚各1次，连用5天为1个疗程。

【功效】养血滋阴，祛风生发。

【适应证】**干性脂溢性脱发。**

【来源】李广瑞. 皮肤病效验秘方. 北京：化学工业出版社，2011：375

🪷 洋七味煎剂

　　洋金花（干品）3～6g　当归6～30g　玄参6～30g　菊花6～30g
川芎6～30g　黄柏6～30g　何首乌6～30g

【用法】水煎20分钟泡洗患病区，每日1次，每次15分钟或1小时，90天为一疗程，忌辛辣刺激食物。

【功效】清血热，促生发。

【适应证】**各型脂溢性脱发。**

【疗效】以本方治疗脂溢性脱发34例，结果显效16例，好转11例，无效 7 例，总有效率为 79.1%。

【来源】潘万喜. 洋七味煎剂泡洗治疗脂溢性脱发 34 例. 陕西中医函授，1996，(5)：24 – 25

脱发洗剂

侧柏叶 20g　制首乌 20g　桑叶 20g　忍冬藤 20g　蒲公英 20g　黄柏 20g　苦参 20g　蛇床子 20g

【用法】水煎泡洗患病区，每间隔 3 天 1 次，3L 温水冲开药面，洗头 5 分钟，药汁在头皮保留 5 分钟同时配合按摩，然后冲掉，2 个月为一疗程。

【功效】清热除湿，凉血生发。

【适应证】**脂溢性脱发（湿热内蕴型）**。症见：平素喜食肥甘厚味，头发潮湿，状如油擦，甚则数根头发彼此粘在一起，鳞屑油腻，黏着头皮，呈橘黄色，头皮瘙痒；舌质红，苔黄腻，脉濡数。

【疗效】以本方治疗脂溢性脱发 30 例，结果痊愈 6 例（毛发停止脱落，新发全部长出，其分布密度、粗细、色泽与健发区相同，皮脂分泌恢复正常），显效 12 例（毛发停止脱落，新发再生达 70% 以上，其密度、粗细及色泽均接近健发区，皮脂分泌明显减少），有效 6 例（毛发停止脱落，新发再生达 30% 以上，包括毳毛及白发长出），无效 6 例（新发再生不足 30% 或仍继续脱发者），总有效率为 80%。

【来源】孙玉财. 脱发洗剂治疗脂溢性脱发的临床研究. 长春中医药大学学位论文，2010

舒发康洗剂

土槿皮 24g　何首乌 24g　丹参 20g　熟地 20g　红花 40g　蒸馏水 1000ml　40% 乙醇 4000ml

【用法】将以上药物粉碎，加蒸馏水 1000ml，40% 乙醇 4000ml 连续浸泡 14 日，过滤药液，浓缩，使药液浓度为 0.2g/ml，储于 4℃ 备用。每日 2 ~ 3 次，外涂患处，连续使用 3 个月。

【功效】养血补肾，祛风生发。

【适应证】**脂溢性脱发（肝肾不足型）**。症见：脱发区头皮光滑或遗留少数稀疏细软头发，伴有腰膝酸软，头晕耳鸣，舌质淡，苔少，脉沉细。

【来源】哈斯其美格．中药"舒发康"治疗脂溢性脱发的实验研究．西北民族大学学报（自然科学版），2009，30（4）：61－64

❁ 脱发外洗方

榧子3个 核桃2个 侧柏叶50g

【用法】上药共捣泥，泡雪水梳头，可使头发不脱落，而且光润。

【功效】祛风生发，去屑止痒。

【适应证】脂溢性脱发。

【来源】罗绪和．治病抗衰附子药方．北京：中国中医药出版社，1996：359

❁ 脂秃洗发剂

蛇床子10g 苦参10g 白鲜皮10g 荆芥10g 硼砂10g 硫黄10g 薄荷30g 花椒30g 明矾30g 防风30g 蝉蜕30g 皂角刺30g

【用法】水煎，煎成500ml，再加温水1000ml洗头，每日1～2次，1个月为一疗程，连续使用3个月。

【功效】去屑止痒，祛脂生发。

【适应证】脂溢性脱发。

【来源】李广瑞，皮肤病效验秘方．北京：化学工业出版社，2011：375.

❁ 透骨草水洗剂

厚朴15～30g 王不留行30～60g 透骨草60～100g 皂角刺30～60g

【用法】水煎，煎成500ml，再加温水1000ml洗头，每日1～2次，1个月为一疗程，连续使用3个月。

【功效】祛风生发，去屑止痒。

【适应证】脂溢性脱发。

【来源】黄泰康，喻文球．中医皮肤病性病学．北京：中国中医药出版社，2000：478

山豆根洗方

山豆根 30g　桑白皮 15g　蔓荆子 15g　五倍子 15g　厚朴 12g

【用法】水煎，煎成 500ml，再加温水 1000ml 洗头，每日 1～2 次，1 个月为一疗程，连续使用 3 个月。

【功效】祛风生发，去屑止痒。

【适应证】脂溢性脱发。

【来源】黄泰康，喻文球．中医皮肤病性病学．北京：中国中医药出版社，2000：478

桑白皮洗方

桑白皮 30g　五倍子 15g　青葙子 60g

【用法】水煎，煎成 500ml，再加温水 1000ml 洗头，每日 1～2 次，1 个月为一疗程，连续使用 3 个月。

【功效】祛风生发，去屑止痒。

【适应证】脂溢性脱发。

【来源】黄泰康，喻文球．中医皮肤病性病学．北京：中国中医药出版社，2000：478

复方人参叶

人参叶 30g　鲜生姜 30g　白鲜皮 20g　防风 20g　地肤子 15g　土槿皮 15g　白芷 10g

【用法】煎汤去渣，取温热药液内加米醋 200ml，外用洗头，每隔 3～5 天 1 次。2 个月为一疗程，隔月再进行下一疗程。

【功效】健脾祛湿，清热护发。

【适应证】脂溢性脱发。

【来源】王维恒．脱发千家妙方．北京：人民军医出版社，2012：17

白芷水洗剂

白芷 60g　厚朴 30g

【用法】置水煎外洗，3 日洗 1 次。

【功效】散风，祛脂，止痒。

【适应证】**脂溢性脱发。**

【来源】张湖德，马烈光. 实用美容大全（第 2 版）. 北京：人民军医出版社，2005：510

透骨草外洗液

透骨草 60g（鲜者加倍）

【用法】加水 2000 ~ 2500ml，煎 20 分钟后，取汤汁待温度适宜时外洗头发，每日 1 次，连洗 7 天为一疗程（治疗中亦可用洗发剂洗发，但必须洗发后再用透骨草煎剂洗发 1 次）。

【功效】除湿活血生发。

【适应证】**脂溢性脱发（脾胃湿热型）**。症见：头顶部毛发稀疏，头皮油腻脱屑，舌红苔黄腻，脉细濡。

【来源】逄承喜. 透骨草外洗治疗脂溢性脱发. 中国民间疗法，2000，8（4）：28

透骨草方

透骨草 120g　侧柏叶 120g　皂角刺 60g　白矾 9g

【用法】上药用水适量，煎煮后待温用，洗头。

【功效】除湿，止痒，生发。

【适应证】**脂溢性脱发。**

【来源】北京中医医院. 赵炳南临床经验集. 北京：人民卫生出版社，1975：334 - 335

沈氏透骨草洗剂

透骨草 120g　皂角刺 60g　王不留行 60g

【用法】加水适量，煮取汁后待温备用。洗涤头部。洗后不要再用肥皂和清水冲洗。

【功效】疏风，除脂，止痒，生发。

【适应证】**脂溢性脱发。**

【来源】沈鹏. 皮肤病中医保健. 北京：人民卫生出版社，2006：183

🪷 龚氏透骨草洗剂

透骨草 60g　侧柏叶 60g　黄柏 30g　皂角刺 30g　硼砂 30g

【用法】煎水洗头，日 1 次，每次 10 ~ 15 分钟。洗后不要另用温水清洗，待其自干。

【功效】清热利湿，祛脂生发。

【适应证】**脂溢性脱发**。

【来源】龚景林. 皮肤病中药外洗九法. 湖南中医学院学报，1985，（4）：11

🪷 脱脂水剂

透骨草 30g　皂角刺 30g　水 2000ml

【用法】水煮沸 20 分钟，过滤。外洗。

【功效】清热利湿，祛脂生发。

【适应证】**脂溢性脱发**。

【来源】孙力，沈俊萍，胡玉兰. 皮肤科外用药研制与应用. 北京：中国科学技术出版社，2005：196

🪷 海艾汤

海艾 6g　菊花 6g　薄荷 6g　防风 6g　藁本 6g　藿香 6g　甘松 6g
蔓荆子 6g　荆芥穗 6g

【用法】用水 1500 ~ 1800ml 同药煎数沸，连渣共入敞口钵内，先将热气熏面，候温蘸洗之，留药照前再洗。外用本方时，多配合内服"神应养真丸"。

【功效】祛风止痒生发。

【适应证】**脂溢性脱发**。

【来源】王玉玺. 实用中医外科方剂大辞典. 北京：中国中医药出版社，1993：695

🪷 生发合剂

生姜汁 150ml　旱莲草（以鲜为佳）20g　生半夏 20g　芥菜籽

20g　生川乌 20g　川椒 30 粒　榧子 10g　蔓荆子 10g　醋 200ml

【用法】先将生姜汁倒入醋内，后将芥、夏、旱、椒、榧、乌等捣烂掺入，再将蔓荆子置于瓦上以文火焙干研末后一并掺入即可。装有色瓶内，密封备用。使用时用双手由轻到重摩擦局部，待头发长出为止。

【功效】燥湿祛风生发。

【适应证】**脂溢性脱发**。

【来源】朱犍生．外用生发合剂治愈油风．中医杂志，1984，(9)：9

五黄柏矾汤

黄连 10g　黄芩 10g　黄柏 10g　栀子 10g　大黄 10g　枯矾 20g

【用法】煎水洗头，日 2～3 次。

【功效】清热解毒，利湿生发。

【适应证】**脂溢性脱发**。

【来源】谢远明，姜晓．脱发的中医防治．西安：陕西科学技术出版社，1988：131

脱发熏洗方

生地 30g　何首乌 30g　黑芝麻梗 50g　柳树枝 50g

【用法】上药入瓦钵水煎，乘热熏洗患处，日 1 剂，熏 3 次。

【功效】养阴生发。

【适应证】**脂溢性脱发**。

【来源】张民庆．中医皮肤美容方剂大全．北京：中国中医药出版社，2001：889

硼砂洗剂

硼砂粉 20～40g

【用法】先将头发用水浸湿，再撒硼砂粉子头上进行揉，2～3 分钟后用水清洗。

【功效】解毒利湿生发。

【适应证】**脂溢性脱发**。

【来源】叶世龙．须发保健与治疗方．广州：广东科技出版社，1999：200

抗头屑洗剂

樟脑 1g　阿拉伯胶 2g　硫黄 12g　玫瑰水 140g　石灰水 145g

【用法】每 100ml，入氯霉素 1g。外涂。

【功效】祛屑止痒生发。

【适应证】脂溢性脱发。

【来源】谢统鹏，陈玉秀 . 实用医学美容 . 广州：科学普及出版社，1990：153

滋发液

补骨脂 20g　侧柏叶 30g　升汞 0.5g　甘油 2ml

【用法】上药用 25% 乙醇 100ml，浸泡半月。涂患处。

【功效】滋肾生发。

【适应证】脂溢性脱发。

【来源】王西京 . 常见皮肤病的中医治疗 . 北京：中医古籍出版社，1995：179

固发汤

生地 30g　首乌 30g　黑芝麻梗 50g　柳树枝 50g

【用法】上药入瓦钵中，水煎、趁热熏洗患部，每日熏洗 3 次，1 日 1 次。熏洗后，用干毛巾覆盖患部半小时，避风。5 天为一疗程。

【功效】养血生发。

【适应证】脂溢性脱发。

【来源】张民庆 . 中医皮肤美容方剂大全 . 北京：中国中医药出版社，2001：892

洗头粉

雄黄 15g　百部 15g　硼砂 15g　苦参 15g　川椒 15g

【用法】上药煎水洗头，每 1～2 周 1 次。

【功效】解毒利湿生发。

【适应证】脂溢性脱发。

【来源】叶世龙 . 须发保健与治疗方 . 广州：广东科技出版社，1999：200

🪷 木贼外洗方

    木贼草 30g 牛蒡子 30g 草河车 30g

【用法】上药加水 3000ml，煎 30 分钟，取汁洗头，每周 2 次。

【功效】清热利湿生发。

【适应证】**脂溢性脱发。**

【来源】叶世龙 . 须发保健与治疗方 . 广州：广东科技出版社，1999：205

🪷 柳枝旱莲鸡屎藤汤

    鸡屎藤 50g 鲜柳树枝 50g 墨旱莲 30g

【用法】煎水洗头，每日 1 剂，早晚各 1 次。

【功效】祛风止痒，燥湿生发。

【适应证】**脂溢性脱发。**

【临证加减】头皮痒、头屑多者，加苦参 50g；头脂分泌重者，加黄柏 30g、生地榆 30g。

【来源】叶世龙 . 须发保健与治疗方 . 广州：广东科技出版社，1999：203

🪷 侧柏松毛煎

    侧柏叶 松树毛（各等份）

【用法】上药水煎，熏洗患处。

【功效】解毒，除湿，生发。

【适应证】**脂溢性脱发。**

【来源】叶世龙 . 须发保健与治疗方 . 广州：广东科技出版社，1999：202

🪷 萌发酊

    浮萍 10g 青蒿 5g 蔓荆子 5g 桑叶 5g 侧柏叶 10g 墨旱莲 10g 生何首乌 20g

【用法】用 60% 乙醇按一定工艺制成配剂，涂擦头皮，每日 2 次，2 个月为 1 个疗程，连用 3 个疗程。治疗期间，尽量减少洗头次数，以中性香皂或洗发精洗头，少吃酸辣、油腻食品。

【功效】凉血养血，清热祛湿，祛风止痒。

【适应证】**各型脂溢性脱发。**

【疗效】以本方治疗脂溢性脱发 68 例，结果好转 61 例，无效 7 例，总有效率为 97.1%。

【来源】黄如栋. 萌发酊治疗脂溢性脱发 68 例. 广西中医药，1994，17（5）：24

宋氏生发酊剂

女贞子 10g　黄芪 10g　丹参 10g　冬青 10g

【用法】用软毛刷或药棉蘸药擦患处，以药液涂遍患处为度，涂药时轻轻按摩患处，至局部有轻微热感为止，3 次/天。治疗期间勿过食败肾之品及辛、辣、酒和过于肥滞之品；治疗期间多做头部按摩运动；避免过多对头发化学处理，如烫发、染发，避免过多用风筒高温吹发。

【功效】疏风活血，补益肝肾，生发乌发。

【适应证】**脂溢性脱发。**

【疗效】以本方治疗脂溢性脱发 46 例，结果痊愈 17 例，显效 26 例，无效 3 例，总有效率为 96%。

【来源】宋健，郁琳. 生发酊剂外用治疗脱发 78 例临床观察. 中国全科医学，2005，22：72 – 73

徐氏生发酊

松针 0.76g　斑蝥 0.6g　毛姜 3g　辣椒 4.7g　水杨酸 0.94g

【用法】将松针、斑蝥、毛姜、辣椒共研为粗粉，加 75% 乙醇 100ml 密封浸泡，1 周后取上清液并将水杨酸加入溶解，再加甘油 10ml 搅拌和匀，过滤，加 75% 乙醇制成 150ml 溶液即可。使用时用棉签沾取生发酊涂于脱发处，每日 2 次，早晚各 1 次。一般 3 个月左右即愈。治疗期间少食油腻食品和甜食。

【功效】养血活血生发。

【适应证】**脂溢性脱发。**

【疗效】以本方治疗脱发 210 例，治愈 168 例，显效 31 例，无效 11 例。总有效率为 95%。

【来源】徐春美. 生发酊治疗脱发 210 例. 湖南中医杂志，2002，（1）：44

❀ 桑白皮酊

桑白皮 100g　生姜 10g　枸杞 10g　黄芪 10g　首乌 10g　川椒 10g　红花 10g

【用法】用 75% 乙醇 2000ml，浸泡 1 周后过滤，去渣存酊，分装为 100ml 一瓶，备用。

【功效】活血养血生发。

【适应证】**脂溢性脱发。**

【疗效】治疗组有效 16 例，有效率为 53%。

【来源】宋宁静，许筱云. 自制复方桑白皮酊治疗男性型脱发 30 例. 皮肤病与性病，2001，(4)：20

❀ 防脱生发灵

大黄 800g　苦参 400g　黄芪 400g　何首乌 400g

【用法】用 75% 乙醇 10 升浸泡 1 周，取其上清液。

①外洗　用于头发尚多的患者。洗头后用本品 20ml 加热水 40～60ml 稀释，淋在头皮及发根上，用手轻轻拍打，2～3 分钟后擦干即可，3～5 天用药 1 次。

②外搽　用于头发稀疏或秃顶患者。将脱秃部位擦洗干净，把药液直接搽于脱发处，用手指轻轻叩击 5～10 分钟，每日 1～2 次。

【功效】去屑止痒生发。

【适应证】**脂溢性脱发。**

【疗效】以本方治疗脂溢性脱 152 例，结果显效 126 例（脱发基本停止，生发明显，新生发在 1cm 以上，其他症状基本消失），好转 20 例（脱发明显减少，少量新发生长，新生发在 0.5cm 以上，其他症状减轻），无效 6 例（脱发未能控制，生发及其他症状改善不明显），总有效率为 96%。

【来源】毛良知. 防脱生发灵治疗脂溢性脱发 152 例疗效观察. 中华皮肤科杂志，1994，27 (5)：309－310

❀ 清化活血酊

大黄 10g　黄芩 10g　黄柏 10g　苦参 10g　川芎 10g　白芷 10g

蔓荆子 10g　侧柏叶 30g　冰片 2g

【用法】制成酊剂后每日 1 次，涂擦头皮，30 天为 1 个疗程，连用 3 个疗程。

【功效】清热化湿，祛风活血。

【适应证】**脂溢性脱发。**

【疗效】以本方治疗脂溢性脱发 131 例，结果痊愈 71 例，显效 34 例，有效 22 例，无效 4 例，总有效率为 96.94%。

【来源】郝朴，顾元. 清化活血法外治脂溢性脱发 131 例临床观察. 江苏中医，1991，（1）：12

消风生发酊

鲜侧柏叶 350g　丹参 100g　桂枝 100g　干姜 160g　葱白 160g
生半夏 80g　蛇床子 40g　明矾 10g　75% 乙醇 2500ml

【用法】加入 75% 乙醇 2500ml 中浸泡 21 天后，过滤，静置，取中上层药液外涂。1 天外涂 2 次，30 天为 1 个疗程。

【功效】活血通络，祛风养发。

【适应证】**脂溢性脱发**

【疗效】以本法治疗脂溢性脱发 105 例，结果痊愈 53 例，显效 27 例，有效 18 例，无效 7 例，总有效率 93.3%。

【来源】吕冬菊，黄东明，黄春明. 消风生发酊治疗脂溢性脱发 105 例. 陕西中医，2011，32（10）：1339－1340

鬓发堕落令生长方

桑叶 500g　麻叶 500g

【用法】先将等份的桑叶与麻叶（例如制备 1000g 粗粉，取桑叶 500g，麻叶备 500g）粉碎后按 30% 的比例加 75% 乙醇浸泡 1 周后过滤药液，再分装备用。每日 2 次外涂于局部，并同时做局部控揉 3 分钟左右，连续使用 3 个月。

【功效】清热除湿，祛风止痒。

【适应证】**脂溢性脱发。**

【疗效】以本法治疗脂溢性脱发 40 例，结果显效 21 例，有效 7 例，无效

12 例，总有效率 70%。

【来源】张怀亮，王慧兰，孙亚丽，等. 外用中药制剂疗脂溢性脱发 40 例. 中华皮肤科杂志，1992，25（2）：113 - 114

❋ 脱发再生剂

鲜侧柏叶 40g　首乌 10g　白鲜皮 10g　干姜 10g　95% 的乙醇 2000ml

【用法】置于 95% 的乙醇 2000ml 内，浸泡 3 周过滤备用。每日局部搽 3 次。

【功效】清热除湿，祛风止痒。

【适应证】脂溢性脱发。

【来源】金洪慈.“脱发再生剂”治疗脂溢性脱发有疗效. 大众医学杂志，1981，7：33 - 34

❋ 闹羊生发酊

闹羊花 60g　骨碎补 30g　墨旱莲 30g　75% 乙醇 600ml

【用法】共研粗末，以 75% 乙醇 600ml 浸泡 1 周后过滤，装瓶备用。先用生姜切面擦患处，然后以棉签蘸药液涂之，1 日 3 次，1 个月为一疗程。

【功效】润肤生肌，活血生发。

【适应证】脂溢性脱发。

【来源】吴震西，吴自强. 中医内病外治. 北京：人民卫生出版社，2007：287 - 288

❋ 生发灵

补骨脂 20g　旱莲草 10g　川椒 10g　干姜 10g　斑蝥 2 只　红花 5g　70% 乙醇 200ml

【用法】用 70% 乙醇 200ml 浸泡 1 周，去渣，装瓶备用。用法：以棉签蘸药液外擦患处，每日 3~5 次，1 个月为一疗程，疗程间隔 5~7 日。

【功效】止痒，生发，去油腻。

【适应证】脂溢性脱发。

【来源】吴震西，吴自强. 中医内病外治. 北京：人民卫生出版社，2007：288

🌸 香菊酒

零陵香 20g　白芷 20g　野菊花 15g　甘松 10g　防风 10g　50%
乙醇 400ml

【用法】将药浸入酒内 3 日，滤净，用时以棉球蘸药擦头皮，每日 2 次。
隔日用温水洗发 1 次。

【功效】祛风止痒。

【适应证】**脂溢性脱发**。

【来源】姜建国，陈家珍．家庭药酒．广州：广东科技出版社，1991：233

🌸 冬虫夏草酒

冬虫夏草 60g　白酒 240g

【用法】酒浸 7 昼夜。以牙刷蘸酒外涂患处 1~3 分钟，早晚各 1 次。

【功效】补气养血生发。

【适应证】**脂溢性脱发**。

【来源】张民庆．中医皮肤美容方剂大全．北京：中国中医药出版社，2001：886

🌸 生发酊 I

鲜侧柏叶　羊蹄躅　骨碎补各适量　85% 乙醇 100ml

【用法】上药加入 85% 乙醇 100ml 中，浸泡 2 周后过滤去渣即得。外擦患
处，每日数次，每次 1~5 分钟。也可在擦药前 5 分钟，口服烟酸片 50~
100mg，使皮肤毛细血管扩张，以利药液的渗透吸收。一般需涂擦半年以上，
直至痊愈为止。

【功效】止痒，生发，去油腻。

【适应证】**脂溢性脱发**。

【疗效】以本法治疗脂溢性脱发 200 例，结果痊愈 29 例，显效 61 例，有
效 76 例，无效 34 例，总有效率 83%。

【来源】梁迎群．中药治疗脂溢性脱发 200 例疗效观察．中医杂志，1983，（8）：
46－47

🪷 生发酊 Ⅱ

野菊花 30g　金银花 30g　川椒 30g　白酒 500ml

【用法】将上药浸入酒内 7 日，滤净，用时以棉球蘸药擦头皮，每日 2 次，1 个月为一疗程，连续使用 3 个月。

【功效】祛风生发，去屑止痒。

【适应证】**脂溢性脱发。**

【来源】黄泰康，喻文球．中医皮肤病性病学．北京：中国中医药出版社，2000：479

🪷 斑蝥骨碎补酊

斑蝥 5~7 只　骨碎补 12g　75% 乙醇或白酒 250ml

【用法】上药同浸泡 10 天后，外涂患处，起疱结痂脱落后再涂用。

【功效】补肾，活血，生发。

【适应证】**脂溢性脱发。**

【来源】谢远明，姜晓．脱发的中医防治．西安：陕西科学技术出版社，1988：119

🪷 生姜牛黄酊

鲜生姜（切碎）60g　煅密陀僧粉 15g　雄黄 15g　枯矾 15g　生栀子（捣碎）15g　人工牛黄粉 3g　95% 乙醇 500ml

【用法】上药浸入乙醇，密封 1 月，每日摇振 1 次。外涂脱发处，日 2~3 次。

【功效】清热祛脂，止痒生发。

【适应证】**脂溢性脱发。**

【注意事项】雄黄有毒，须炮制；密陀僧有毒。本酒不宜内服、多用、久用，孕妇及体虚者忌用。

【来源】刘步平．中华药酒治病养生全书．北京：化学工业出版社，2009：27

🪷 百部酒

百部 100g　黄柏 100g　女贞子 60g　补骨脂 60g　覆盆子 60g　茴

香 20g　75% 乙醇 100 ~ 900ml

【用法】上药共末，分装于 2 个 500ml 瓶中，将乙醇等量分入两瓶，浸泡
1 周可用。

【功效】养阴润燥，活血止痒，祛风生发。

【适应证】**脂溢性脱发**。

【来源】王西京. 常见皮肤病的中医治疗. 北京：中医古籍出版社，1995：178

❀ 红花生发酊

　　红花 60g　干姜 90g　当归 100g　赤芍 100g　生地 100g　侧柏
叶 100g

【用法】上药切碎入 75% 乙醇 3000ml，密封浸 20 日备用。外涂患处。

【功效】祛瘀生发。

【适应证】**脂溢性脱发**。

【来源】王西京. 常见皮肤病的中医治疗. 北京：中医古籍出版社，1995：178

❀ 柏叶生发酊

　　鲜侧柏叶 350g　丹参 100g　生姜 160g　葱白 160g　蛇床子 400g
生半夏 80g　明矾 10g

【用法】将上药切碎（蛇床子用布包）置坛中，再将 75% 乙醇 6000ml，
加温倒入，加盖封闭浸泡 1 周，滤液备用。用时取液涂皮损处。1 日 3 ~ 4 次，
每次外擦药水时轻轻摩擦局部，直到皮肤发红为止。

【功效】清热祛湿生发。

【适应证】**脂溢性脱发**。

【来源】王西京. 常见皮肤病的中医治疗. 北京：中医古籍出版社，1995：178

❀ 生发酒

　　生地 150g　补骨脂 150g　丹参 150g　细辛 50g　桂枝 50g　蜈蚣
20g　干姜 20g

【用法】上药切碎置 45°白酒 6000ml 于桶中，封闭浸泡 2 月，外用。

【功效】祛瘀生发。

【适应证】**脂溢性脱发**。

【来源】王西京．常见皮肤病的中医治疗．北京：中医古籍出版社，1995：179

人参生发酊

人参　补骨脂　红花　洋金花　生姜（各等量）

【用法】用75%乙醇浸1周，过滤外用。

【功效】补气活血生发。

【适应证】**脂溢性脱发**。

【来源】王西京．常见皮肤病的中医治疗．北京：中医古籍出版社，1995：179

蛇床治脱方

蛇床子500g　百部250g　黄柏100g　青矾20g　75%乙醇30～40ml

【用法】上药泡乙醇内1～2周，去滓，每100ml加甘油20ml，涂患处。

【功效】清热解毒，祛湿生发。

【适应证】**脂溢性脱发**。

【来源】王西京．常见皮肤病的中医治疗．北京：中医古籍出版社，1995：179

当归精油

当归1000g

【用法】取当归饮片，研碎后用有机溶媒提取分离，所得精油在紫外光谱波长273nm处有最大吸收。按吸收度计算以95%乙醇配制成每毫升含相当于0.25g生药的当归精油溶液供使用。药剂均外用，局部涂擦，每日2次。

【功效】养血活血生发。

【适应证】**脂溢性脱发**。

【疗效】以本方治疗脂溢性脱发12例，共用药8周，结果痊愈4例，显效6例，无效2例，总有效率为83.3%。

【来源】李铭．当归精油的生发作用临床观察．中医药研究，1995，（1）：28

柏枝油

柏枝（干者）90g　椒红 90g　半夏 90g

【用法】上药咬咀。用水 500ml，煎至 250ml，入蜜少许，再煎一二沸。每用时入生姜汁少许，调匀，擦无发处，每日 2 次。

【功效】燥湿止痒生发。

【适应证】**脂溢性脱发**。

【来源】（宋）杨倓（子靖）辑．杨氏家藏方

香芎油

秦艽 30g　白芷 30g　川芎 30g　蔓荆子 1.5g　附子 1.5g　零陵香 1.5g

【用法】上药细锉绵裹生麻油 500g 浸 3～7 日，涂用。

【功效】祛风生发。

【适应证】**脂溢性脱发**。

【来源】（宋）杨倓（子靖）辑．杨氏家藏方

浸油

柏子仁 150g　白芷 15g　朴硝 15g　炮诃子 10 个　零陵香 30g　紫草 30g　香附 30g

【用法】上药为粗末，香油 500g 浸泡。逐日搽用。

【功效】祛风生发。

【适应证】**脂溢性脱发**。

【来源】张民庆．中医皮肤美容方剂大全．北京：中国中医药出版社，2001：88

延年松叶膏

附子 140g　松叶 210g　松脂 140g　杏仁（去皮）140g　白芷 140g　莽草 37g　甘松香 37g　零陵香 37g　甘菊花 37g　秦艽 70g　独活 70g　辛夷 20g　香附 70g　藿香 70g　乌头（去皮）150g　蜀椒 150g　川芎 150g　沉香 150g　青木香 150g　牛膝 150g　踯躅花 45g

苦酒 610g　生麻油 1500g

【制法】将上方前 21 味药物细切，加入苦酒浸一宿，再加入生麻油用微火煎，三上三下，待苦酒气尽膏成，去渣，装入瓷器中备用。

【用法】取药膏涂发根，每日 3 次。

【功效】祛风生发，去屑止痒。

【适应证】**脂溢性脱发。**

【来源】罗绪和. 治病抗衰附子药方. 中国中医药出版社，1996：359

🪷 五味子膏

五味子 15g　苁蓉 15g　松香 15g　雄黄 7.5g　雌黄 7.5g　白蜜 7.5g　菟丝子 38g　蛇床子 22g　远志（去心）22g　鸡屎 4g

【用法】首先以猪脂 500g 煎沸，先下雌黄，次下鸡屎，次下蜜，次下松香，次下诸药，事先各自研末。膏成，先以桑灰洗头后，敷之。

【功效】燥湿解毒，杀虫止痒。

【适应证】**脂溢性脱发。**

【来源】（晋）刘涓子. 刘涓子鬼遗方

🪷 润肌膏

麻油 120ml　当归 15g　紫草 3g

【用法】上三味同熬药枯，滤清，将油再熬，加黄蜡 15g 化尽，倾入碗内，顿冷。擦患处。

【功效】养血凉血，润燥生发。

【适应证】**脂溢性脱发。**

【来源】张民庆. 中医皮肤美容方剂大全. 北京：中国中医药出版社，2001：886

🪷 白屑膏

乌喙 60g　莽草 60g　细辛 60g　续断 60g　石南草 60g　辛夷仁 60g　皂荚 60g　泽兰 60g　白术 60g　防风 60g　白芷 60g　柏叶 60g　竹叶 60g　生麻油 500g　猪脂 300g

【用法】以醋渍 1 宿，以油煎脂候白芷色黄，膏成去滓。洗头后涂用。

【功效】祛风燥湿生发。

【适应证】**脂溢性脱发。**

【来源】彭怀仁.中医方剂大辞典（第三册）.北京：人民卫生出版社，1994：553 –
554

蔓荆子膏

蔓荆子60g　生附子30枚　羊踯躅花30g　葶苈子30g　零陵香
60g　莲子草一握

【用法】上药绵裹以油400ml渍7日。梳头时用或入铁精30g研摩患处。

【功效】祛风生发。

【适应证】**脂溢性脱发。**

【来源】陈军生，许德清，范瑞强.毛发学.北京：北京科学技术出版社，
2004：121

滋荣散

生姜皮（焙干）30g　人参30g

【用法】上药为细末。每用生姜切片蘸药末在脱发处摩擦，隔日1次。

【功效】益气生发。

【适应证】**脂溢性脱发。**

【来源】张民庆.中医皮肤美容方剂大全.北京：中国中医药出版社，2001：886

洗发菊花散

甘菊花60g　蔓荆子30g　干柏叶30g　川芎30g　桑根白皮（去
粗皮）30g　白芷30g　细辛30g　旱莲草30g

【用法】上药为粗末。每用60g，用水600ml，煎400ml，去滓沐发。

【功效】清热利湿，祛风生发。

【适应证】**脂溢性脱发。**

【来源】张民庆.中医皮肤美容方剂大全.北京：中国中医药出版社，2001：88

令发不落方

侧柏叶 5 片（如手大）　榧子肉 3 个　胡桃肉 2 个

【用法】上药细研。擦头皮或浸水擦头。

【功效】滋阴，润燥，生发。

【适应证】**脂溢性脱发。**

【来源】解发良，杨慧明，喻正科，等 . 中国古今奇效良方 . 长沙：湖南科学技术出版社，2009：486

凤凰衣敷方

雄黄 15g　硫黄 15g　凤凰衣 15g　炮甲珠 9g　滑石粉 30g　猪板油 30g

【用法】先将诸药研极细末，以猪板油和匀，然后再兑入适量猪苦胆汁，共同成软膏，贴敷患处，或以纱布包好反复外搽患处，每日 2 ~ 3 次，10 天为一疗程。

【功效】养阴润燥，活血止痒，祛风生发。

【适应证】**脂溢性脱发。**

【来源】谈煜俊，王小平 . 皮肤病实用方 . 南京：江苏科学技术出版社，1993：314

双黄散

硫黄 25g　雄黄 25g　地肤子 15g　穿山甲 15g　滑石粉 30g

【用法】上药共研极细末，用凡士林或猪油调合，用纱布包以擦患处。1 剂分 2 包，1 包用 1 周，日 2 ~ 3 次。用后放凉处，每周用刮脸刀刮患处 1 次。

【功效】清热祛湿生发。

【适应证】**脂溢性脱发。**

【来源】王西京 . 常见皮肤病的中医治疗 . 北京：中医古籍出版社，1995：179

脂溢性脱发方

川椒 10g　白芷 10g　野菊花 10g　75% 乙醇 250ml

【用法】将上药浸入乙醇内 3 日，过滤备用。取浸液涂患处，每日 2 次。

【功效】祛湿止痒生发。

【适应证】**脂溢性脱发**。

【来源】闻荃堂,凤婷,凤娣.美容美发中医古方（修订版）.北京:金盾出版社,2007:174

🪷 干洗头方

滑石 120g 川芎 15g 王不留行 15g 白芷 15g 细辛 15g 防风 15g 羌活 15g 独活 15g

【用法】上药共为细末,每次取 10～15g,掺撒于头发中,用手如梳头状将药物梳理布匀,然后再用梳子梳去药末。

【功效】祛风止痒,燥湿生发。

【适应证】**脂溢性脱发**。

【来源】叶世龙.须发保健与治疗方.广州:广东科技出版社,1999:200

🪷 复方薄荷醑

地塞米松 1g 水杨酸 10g 雷琐辛 10g 酮康唑 1g 薄荷脑 5g 70% 乙醇 1000ml

【用法】70% 乙醇加至 1000ml,滤过分装即得,先用温水洗净头部,取复方薄荷醑外用局部治疗,每日 1 次,连用 1 个月。

【功效】凉血祛风生发。

【适应证】**脂溢性脱发**。

【疗效】以本法治疗脂溢性脱发 60 例,结果痊愈 31 例,显效 25 例,无效 4 例,总有效率为 93.3%。

【来源】王如伟,胡青宇.复方薄荷醑治疗脂溢性脱发 60 例疗效观察.实用医技杂志,1998,(7):473

🪷 四白生发搽剂

白鲜皮 200g 女贞子 200g 侧柏叶 200g 生山楂 200g 猪苓 200g 蔓荆子 200g 益母草 200g 白芥子 250g 白及 150g 白芷 150g 透骨草 100g 辛夷 100g 75% 医用乙醇 20000ml

【用法】以上药物粗粉碎，加入75%医用乙醇20000ml，而浸泡2周后过滤药液再分装备用。每日2次外涂于局部，并揉搓头皮2分钟，3个月为一疗程。

【功效】活血养血生发。

【适应证】**脂溢性脱发**。

【疗效】以本方治疗脂溢性脱发230例，结果痊愈175例，显效47例，无效8例，总有效率为96.5%。

【来源】王志国. 四白生发搽剂治疗脂溢性脱发230例. 四川中医，1999，（2）：36

❀ 皮脂搽剂

硫黄2g　枯矾2g　轻粉2g　10%大黄水5000ml

【用法】外搽，日2次。

【功效】祛屑止痒生发。

【适应证】**脂溢性脱发**。

【来源】刘爱民，赵东滨. 损容性皮肤病的诊断与治疗. 北京：中国中医药出版社，1995：162

❀ 芦荟汁

鲜芦荟叶适量

【用法】取鲜芦荟叶，由基底部横切断后，置48小时，待其苦味液汁流出后，剖开取出叶中心的胶状物，用纱布过滤后加入防腐剂，置冰箱内保存。使用时用纱布敷料浸取芦荟汁直接贴敷于患处，每日数次。

【功效】泻火通络，祛湿解毒生发。

【适应证】**脂溢性脱发**。

【来源】叶世龙. 须发保健与治疗方. 广州：广东科技出版社，1999：202

二、针灸疗法

❀ 穴位嵌针埋藏法

取穴：百会　头维　三阴交　足三里　通天　上星　足窍阴

【用法】先行局部皮肤的消毒，然后用镊子夹住针圈，将针尖对准穴位刺入，使环状针柄平整地留在皮肤上，用胶布固定，留置时间：热天 1~2 天，冷天 3~7 天，每次中间间隔 2 天，1 个月为一疗程。所有患者在治疗期间均注意饮食清淡及自我精神放松。同时服用养血生发胶囊。

【功效】清脾利湿，补肾安神，活血生发。

【适应证】**脂溢性脱发（湿热瘀阻型）**。症见：油脂多、头屑多、头痒，每天脱发数量 50 根以上，额头发际升高，连续 3 个月脱发在 100 根以上，头发逐渐变细。舌质红，苔微黄或微干，脉数。

【疗效】以本法治疗脂溢性脱发 86 例，结果痊愈 22 例（毛发停止脱落，脱发全部长出，其分布密度、粗细、色泽与健发区完全相同，皮脂分泌恢复正常），显效 36 例（毛发停止脱落，脱发再生达 70% 以上，其分布密度、粗细、色泽与健发区基本接近，皮脂分泌显著减少），有效 20 例（毛发停止脱落，脱发再生达 30% 以上），无效 8 例（脱发再生不足 30% 或继续脱落），总有效率 90.7%。

【来源】陈潍. 穴位嵌针埋藏治疗脂溢性脱发 86 例临床观察. 中国医药导报，2010，12（1）：53–54

梅花针叩刺

部位：足阳明经在头部循行经络及脱发区

【用法】梅花针沿足阳明经在头部循行经络叩刺，结合脱发区叩刺，叩至局部潮红微见血为止，再酌情用新鲜生姜剖面擦于患部。以上治疗，30 次为一疗程，间隔休息 10 天，再继续下一疗程。在夏日温度较高时，休息时间可延长 1~2 个月，以防感染。治病期间禁食辛辣之物，如酒、辣椒等，少食膏粱厚味之品。

【功效】祛脂生发。

【适应证】**脂溢性脱发**。

【临证加减】湿热上蒸者，以梅花针沿足阳明经叩刺为主，可加针足三里、三阴交等穴。不宜用姜擦，待油脂分泌明显减少后，可酌情擦姜。血虚风燥者，可配针风池、百会、头维等。血瘀者，治疗叩刺、擦姜加用艾炷灸脱发区。

【疗效】以本法治疗脂溢性脱发 47 例，结果痊愈 4 例，显效 6 例，有效

28 例，无效 9 例，总有效率 83%。

【来源】向谊. 梅花针治疗脱发 83 例. 南京中医药大学学报，1996，12（2）：51

❀ 头三针法

取穴：养老穴（位于百会穴后 1 寸） 健脑穴（位于风池穴下 5 分）

【用法】防老穴针刺斜向前方，沿皮针刺，针柄的头部与患者头皮平进针 1 分，在皮里肉外之处，要求恰到好处，否则效果欠佳。每日或隔日 1 次，每次留针 15~30 分钟，10 次为 1 个疗程，一般治疗 4 个疗程。

【功效】滋补肝肾，去屑止痒，养血生发。

【适应证】**脂溢性脱发。**

【临证加减】油脂分泌多者，取上星穴；头皮瘙痒者加大椎穴。

【来源】陈占学. 头三针治疗脂溢性脱发. 中国民间疗法，2003，11（10）：8

❀ 穴位注射方

取穴：双侧肺俞穴 双侧肾俞穴

【用法】穴位注射维生素 B_6、维生素 B_1。患者俯卧位，取双侧肺俞穴，用 4 号针头抽取维生素 B_6 50mg（1ml），局部皮肤常规消毒后，用无痛快速针法将针刺入皮下组织，然后缓慢推进或上下提插，探得酸胀等"得气"感应后，回抽无血，即可将药物缓慢推入 0.5ml，然后更换针头，将剩余 0.5ml 依上法注射另一肺俞穴。再取双侧肾俞穴，用 5 号针头，抽取 0.5mg 维生素 B_{12} 注射液 2 支，操作同上，每穴 0.5mg。间隔 2~3 天 1 次，10 次为一疗程，休息 1 周进行下一疗程的治疗。

【功效】补益肺肾生发。

【适应证】**脂溢性脱发。**

【注意事项】注意在注射肺俞穴时定用 4 号注射针头，禁用 5 号或 6 号针头，以免刺入过深损伤肺脏引起气胸。由于维生素 B_6 刺激性较大，故用量宜小，并应缓慢注入。

【来源】王碧如，楚海波，苏永立. 穴位注射治疗脱发 60 例. 中医研究，1995，8（3）：43-44

放血生发方

取穴：大椎穴

【用法】大椎穴周围局部消毒后，用三棱针点刺 6~8 针，然后拔火罐放血。

【功效】祛风养血生发。

【适应证】**脂溢性脱发。**

【来源】李广瑞. 皮肤病效验秘方. 北京：化学工业出版社，2011：376

毫针治发方

取穴：风池 百会 四神聪

【用法】实证用捻转泻法，虚证用捻转补法。每日或隔日 1 次，留针 20~30 分钟，10 次为 1 个疗程。

【功效】祛脂生发。

【适应证】**脂溢性脱发。**

【临证加减】配穴：胃肠热盛者，配血海、足三里、大肠俞；气血热盛者，配大椎、膈俞；气滞血瘀者，配三阴交、内关透外关、膈俞；肝肾阴虚者，配肝俞、肾俞、足三里；瘙痒重者，配大椎；油脂多者，配上星。

【来源】李广瑞. 皮肤病效验秘方. 北京：化学工业出版社，2011：376

指针治发方

取穴：双侧风池穴

【用法】患者呈坐位，医者用右手拇指、示指按摩患者双侧风池穴，左手扶持前额部至微微出汗为度，每日 1~2 次，10 次为 1 个疗程。

【功效】祛脂生发。

【适应证】**脂溢性脱发。**

【来源】李广瑞. 皮肤病效验秘方. 北京：化学工业出版社，2011：377

艾灸治发方

取穴：①健脾生发：取中脘、足三里。②培肾生发：取关元、涌

泉、百会

【用法】艾灸至局部出现红晕为度，每穴约 3 分钟，每晚卧前施灸 1 次。

【功效】健脾滋肾养发。

【适应证】**脂溢性脱发。**

【来源】李广瑞. 皮肤病效验秘方. 北京：化学工业出版社，2011：375 - 376

第三节 综合疗法

🪷 生发汤合祛风除湿外洗方

桑白皮 20g　地骨皮 20g　茯苓皮 15g　牡丹皮 10g　萆薢 18g　丹参 15g　赤芍 15g　路路通 9g　天麻 10g　何首乌 15g　蔓荆子 15g　桑椹 20g　蚕沙 10g

【用法】日 1 剂，连服 2 个月为一疗程。每天 1 剂，复煎取汁 100ml，分早晚各服 1 次。配合外洗方外洗，方药如下：桑白皮 100g，地骨皮 80g，荆芥 50g，紫苏叶 30g，薄荷 20g，土茯苓 60g。早晚各洗 1 次，水温适宜，每次洗头 10 分钟左右，无效或效果欠佳，2 个月为一疗程，隔月再用第 2 次疗程。

【功效】清热除湿，化浊祛瘀，生血养发。

【适应证】脂溢性脱发。

【来源】谈国标. 中医治疗脂溢性脱发 30 例. 广西中医药，1995，(6)：17

🪷 中药搽剂合穴位按摩

红花　人参　北芪　丹参　当归　干姜　川芎　补骨脂（按 1.5 : 1 : 1 : 1.5 : 0.5 : 0.5 : 0.5 的比例适量）

【用法】加 10 倍水煎煮 3 次共约 6 小时，将每次所得药液过滤、混匀、高温消毒后冷却备用。先用中性洗发液将患处皮肤洗净拭干，局部涂搽外用中药，同时用 TDP 治疗仪局部照射，待药液干燥后再涂药照射，反复 3 ~ 5 次，共约 30 分钟。配合中药内服及穴位按摩。

穴位按摩：在局部治疗的同时，选取双侧攒竹、太阳、头维、风池、翳风、缺盆、肩井、百会、肺俞、肾俞等穴位，采用按、揉、运法按摩 6 ~ 21 次；再在哑门至大椎、胸锁乳突肌处采用搓拿法按摩 5 ~ 15 次。内服药物根据辨证论治的原则，选用清热解毒的龙胆泻肝汤或疏肝解郁的逍遥丸加桃红四物汤或补气养血的归脾丸和四物汤。同时口服胱氨酸、谷维素、维生素 B_1 及维生素 E；夜间失眠者给予适量地西泮口服。

【功效】活血化瘀，养血生发。

【适应证】脂溢性脱发。

【疗效】以本方治疗脂溢性脱发 744 例，结果显效 478 例，有效 147 例，无效 119 例，总有效率为 84%。

【来源】赵纪玲. 中药搽剂加穴位按摩治疗脱发 965 例. 1997，（2）：110 – 111

🪷 除脂生发汤合生发酊、梅花针

赤茯苓 10g　山药 15g　薏苡仁 30g　丹参 15g　赤芍 10g　天麻 10g　钩藤 10g　远志 10g　女贞子 15g　墨旱莲草 15g　菟丝子 10g　桑椹 30g

【用法】水煎服（温服），每天 2 次，日 1 剂，连续服用 3 个月。配合生发酊外搽和梅花针叩刺。生发酊（由我院制剂室提供）冬虫夏草 5g 浸泡于 75% 乙醇 100ml 中，7 日后可用。每晚点涂于患处，不许强行搓擦。梅花针进行浸泡消毒，使用时头上局部先用乙醇棉球消毒，然后开始梅花针叩刺，要求叩刺频率和力度均匀，每次以患处出现均匀点状出血点为度，叩刺完后再用乙醇棉球将血擦试干净。每日 1 次，10 日为 1 个疗程，停 2 日后再开始下 1 个疗程。

【功效】补肝肾，益精血，养血生发。

【适应证】**脂溢性脱发（肾虚湿热型）**。症见：患者常于前额两侧开始脱发，逐渐向上发展，脱发区头皮光亮或呈一片均匀、稀疏、细软的头发，常伴有皮脂的溢出，头皮油腻，瘙痒，口苦咽干，心烦易怒，小便色黄，大便黏滞不爽，舌质红，苔黄腻，脉弦滑。

【疗效】以本方治疗治疗脂溢性脱发 34 例，痊愈 3 例，显效 15 例，有效 14 例，无效 2 例，总有效率 94.12%。

【来源】陈潍. 除脂生发汤配合外治法治疗脂溢性脱发 34 例. 河北中医，2005，27（2）：101 – 102

治秃生发饮合旱莲二骨酊

　　黑芝麻30g　制首乌30g　墨旱莲草30g　黄精20g　生地15g　熟地15g　女贞子15g　枸杞子15g　侧柏叶20g　丹参15g

【用法】水煎取汁300ml（温服），每天2次，日1剂。局部外搽旱莲二骨酊。旱莲二骨酊组成：墨旱莲25g，补骨脂25g，骨碎补25g，干姜10g，红花10g，丹参15g。上药粉碎，加75%乙醇1000ml，浸10日，取滤液，反复擦抹患处3~5分钟，每日3~4次。用药前将药液摇匀，每次用量5ml，反复搽抹3~5分钟。3个月为1个疗程。

【功效】健脾祛湿，清热护发。

【适应证】脂溢性脱发。

【临证加减】头皮发痒重者，加木瓜30g、百部15g、地肤子15g、白鲜皮15g；头屑多者，加白蒺藜20g；阴虚热盛者，加丹皮10g、地骨皮12g、龟板15g；湿热内蕴者，加银花20g、蒲公英20g、地丁20g；失眠者，加炙枣仁18g、柏子仁18g、远志10g；风盛血燥者，去熟地，重用生地3g，加蛇床子15g、蝉蜕20g、苦参20g、川芎10g、白鲜皮20g；气滞血瘀者，加桃仁10g、红花10g、赤芍15g、鸡血藤20g。

【疗效】以本法治疗脂溢性脱发105例，结果痊愈8例，显效17例，好转54例，无效26例，总有效率75.24%。

【来源】闫喜英，闫遂喜，赵东亚. 治秃生发饮治疗脂溢性脱发105例疗效观察. 中国中医药科技，1997，4（3）：185 – 186

止溢生发丸合中药外洗

　　白鲜皮15g　侧柏叶20g　蝉蜕9g　生地12g　制首乌12g　丹参12g　当归9g　川芎9g　红花9g　女贞子12g　旱莲草12g　补骨脂12g

【用法】共研细末，过100目罗，上方炼蜜为丸，每丸重9g，每天3次，每次1丸，连服1个月为1个疗程，配合外洗及头皮穴位按摩。外洗方：艾叶15g、藿香15g、蔓荆子15g、防风10g、藁本15g、侧柏叶20g、白芷15g、透骨草20g、菊花10g、薄荷10g，每周3次，每次20~30分钟。仪来康电理疗（北京仪来康有限公司研制）隔天1次，连用1个月为1个疗程。

【功效】清热除湿，滋阴补肾，活血祛风。

【适应证】**脂溢性脱发。**

【疗效】56 例中临床治愈 28 例，有效 27 例，无效 1 例，总有效率 98.2%。

【来源】马万里，付霞. 止溢生发丸治疗脂溢性脱发临床疗效观察. 中华中医学杂志，2006，30（3）：235-237

乌须生发汤内服并外用熏洗

侧柏叶 30g　制首乌 30g　女贞子 15g　旱莲草 30g　当归头 15g　丹参 30g

【用法】1 剂 3 煎，加水 600ml，煎取 300ml，每日 1 剂，每次 100ml，日 3 服，1 个月为一疗程。配合外洗方（侧柏叶 100g、制首乌 100g、旱莲草 100g、当归 50g）外洗，日 1 剂，水煎，加水适量，早晚熏洗头部各 1 次。

【功效】补益肝肾，乌须生发。

【适应证】**脂溢性脱发。**

【临证加减】血热生风证者，加丹皮 15g、生地 30g、紫草 12g、白蒺藜 15g、黄连 6g、百部 15g；血瘀毛窍证者，加赤芍 15g、川芎 15g、桃仁 12g、红花 12g、益母草 30g、鸡血藤 30g；脾胃湿热证者，加萆薢 15g、泽泻 15g、土茯苓 30g、白鲜皮 15g、蒲公英 30g、薏苡仁 30g、栀子 12g、茵陈 30g；肝肾不足证者，加山茱萸 15g、枸杞子 30g、菟丝子 30g、黄精 20g、熟地 30g、桑椹 30g；血虚失荣证者，加炙黄芪 30g、黑芝麻 50g、桑椹 30g、黄精 20g、熟地 30g。

【来源】周勇. 自拟乌须生发汤治疗脱发 65 例. 四川中医，2005，23（6）：56-57

唐氏脱发外洗液配合中药内服方

川芎 30g　丹参 30g　当归 30g　赤芍 30g　花椒 30g　侧柏叶 30g　白鲜皮 30g　75% 乙醇 1000ml

【用法】加入 75% 乙醇 1000ml，浸泡 2 周，过滤后外擦患处，每日 2~3 次，连续使用 3 个月。

【功效】活血通络，祛脂养发。

【适应证】脂溢性脱发。

【临证加减】血热风燥者,配合凉血四物汤加减内服;湿热熏蒸者,配合草薢渗湿汤加减内服;肝肾不足者,配合七宝美髯丹加减内服。

【来源】李灿,高晓芬.唐定书治疗脂溢性脱发的临床经验.四川中医,2006,24(1):6-7

韩氏外洗内服方

侧柏叶100g 黄芪30g 熟地30g 红花30g 何首乌60g 当归50g 丹参50g 白芷10g 白鲜皮15g 路路通15g 天麻20g 桑叶20g 5%~15%乙醇1000~3000ml

【用法】上药加入5%~15%乙醇1000~3000ml。用药液外敷头部,保留1小时后用清水洗净,2日1次,2个月为1个疗程。配合中药内服(每日1剂,水煎服):肾之阴精不足,气血亏虚,精气不固,风邪上扰的干性脂溢性脱发者(皮脂腺分泌少),用紫河车15g、女贞子15g、旱莲草15g、红花15g、当归15g、石菖蒲15g、桑椹30g、生黄芪30g、仙茅10g、淫羊藿10g、炒白术10g、侧柏叶10g、夜交藤20g、鸡血藤20g、木瓜20g;肾阳不足,脾胃湿热的湿性脂溢性脱发者(皮脂腺分泌多,头发油腻潮湿)用紫河车15g(研末吞服)、女贞子15g、旱莲草15g、赤芍15g、仙茅10g、淫羊藿10g、藿香10g、佩兰10g、炒白术10g、防风10g、侧柏叶10g、丹参20g、木瓜20g、白花蛇舌草30g、生黄芪30g、秦艽12g。

【功效】补血活血,祛风止痒,除湿通络,止脱生发。

【适应证】脂溢性脱发。

【疗效】以本法治疗脂溢性脱发16例,结果治愈12例,有效2例,无效2例,总有效率87.15%。

【来源】韩爱鱼.内外合治脂溢性脱发.山西中医,2007,23(5):28

梅花针叩刺合药物外用

部位:头部督脉 膀胱经 胆经走行线 背部膀胱经走行线

【用法】叩刺方法:采用梅花针常规叩刺方法,将皮肤与梅花针消毒后,用手握住针柄后端,食指压在针柄上,针尖对准叩刺部位,用腕力将针垂直打在皮肤上。皮肤破溃之局部禁用。先叩督脉，从前发际叩至项部为 1 次，共 20 次，再叩击头部的足太阳经，最后叩刺头部最外侧的足少阳经，均从前发际叩至后发际为 1 次，每条线路各叩 20 次。叩刺头部之后再叩击背部，自项至腰骶沿膀胱经大杼穴至小肠俞叩刺一遍为 1 次，共 20 次。叩刺强度：头部刺激量中等，叩后皮肤充血，可有少量渗血。背部刺激量可略重，皮肤充血并有少量渗血，以疼痛可以忍受为度。如有渗血，用消毒干棉球擦净。梅花针治疗隔日 1 次，10 次为一疗程，每治疗 3 个疗程后，若需再治疗，宜休息 10 天。

局部中药外用：①涂擦：将鲜皂角及鲜侧柏叶各 100g，以 45% 乙醇 300ml 浸泡，密闭 7 天，取药液每晚睡前涂擦头顶；②外洗：用开水浸泡鲜皂角、侧柏叶各 100g，或用干品各 50g 加水煮沸 10 分钟，待水温后去渣洗头，清水冲净，每周 2 次。

【功效】活血祛风生发。

【适应证】脂溢性脱发。

【疗效】以本法治疗脂溢性脱发 56 例，结果患者多在 2 个疗程内开始生效，表现为脱发减少，头痒减轻，头屑及油脂过多有所改善。6 个疗程之内治愈 32 例（头发脱落停止、再生明显，头痒、头屑过多消失，油脂分泌正常）；显效 18 例（头发脱落明显减少，有头发再生，头痒，头屑及油脂过多明显改善）；好转 5 例（头发脱落减少，再生不明显，头皮瘙痒，头屑过多及油脂分泌过多减轻）；无效 1 例（脱发及其他症状无改善），总有效率 98.21%。

【来源】成意伟. 梅花针叩刺配合局部用药治疗脂溢性脱发 56 例疗效观察. 天津中医学院学报，1997.16（3）：16－17

耳穴贴压合针刺

耳穴：肺 内分泌 脾 皮质下 肾

【用法】用备好的小方块胶布将王不留行籽贴在穴位，每穴 1 粒。嘱患者每日自行按压 3～5 次，每次 50 下。两耳交替日一换，15 次为 1 个疗程，疗程间休息 10 天。配合针刺百会、风池、上星、足三里、内庭、太冲等穴。穴位操作：头颈部穴及内庭穴均用泻法，浅刺 2～3 分即可，余穴酌情补泻，留针 20 分钟。针毕用七星针循经络走向，由轻至重叩击脱发区至隐隐见血点，隔日 1 次，疗程与耳穴同步。

【功效】清热利湿，祛脂生发。

【适应证】脂溢性脱发。

【临证加减】头皮瘙痒，烦热较甚者，耳穴取心、胃、三焦、顶。

【疗效】以本法治疗脂溢性脱发41例，结果治愈29例（全部脱发区长出头发，头皮皮脂溢出，瘙痒等症状基本消失），显效7例（脱发停止，脱发区70%以上长出新发，皮脂溢出、瘙痒等明显减轻），有效3例（脱发区40%以上长出新发，皮脂溢出，瘙痒减轻），无效2例（脱发区无或仅有少量新发长出），总有效率95.12%。

【来源】磨炳森．综合疗法治疗脂溢性脱发疗效观察．上海针灸杂志，1999，18（2）：50

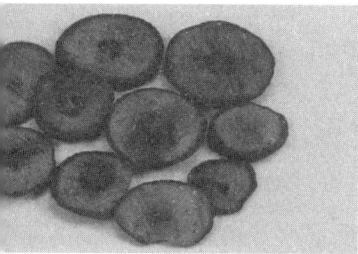

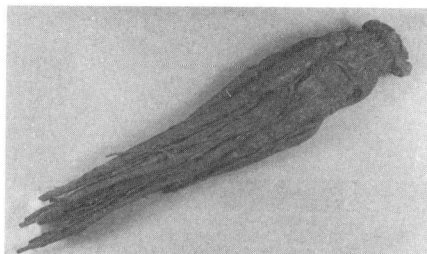

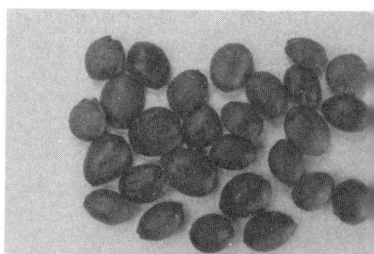

第三章
脱发食疗方

　　脱发是指头发脱落的现象。正常脱落的头发都是处于退行期及休止期的毛发，由于进入退行期与新进入生长期的毛发不断处于动态平衡，故能维持正常数量的头发，以上就是正常的生理性脱发。脱发有多种多样，常见的有斑秃、脂溢性脱发、产后脱发、病后脱发等。目前认为此病与遗传因素、内分泌、自身免疫、营养不良、外伤、精神因素等有关。

　　脱发症状在外表，根源在内部，即是内病外现。脱发严重影响人的美观形象，给患者的精神、生活、工作、学习造成一定影响，需要治疗。此病除了应用药物疗法、手术疗法、免疫疗法、激素疗法等进行治疗外，还可采用饮食疗法，操作简单、实用，患者容易接受。

第一节 茶饮方

首乌熟地枸杞蜜饮

何首乌 熟地黄 枸杞子 女贞子各15g 旱莲草12g 菟丝子 茯苓 酸枣仁 当归 阿胶各10g 远志 升麻各6g 蜂蜜适量

【用法】上药水煎取汁，调入蜂蜜。每日1剂，分2次代茶饮，连服10～20剂。

【功效】补肾养血生发。

【适应证】斑秃。

【来源】程朝晖，谢英彪. 谁动了我的头发. 郑州市：中原农民出版社，2010：180

熟地白芍首乌蜜饮

熟地黄 白芍各12g 何首乌15g 当归 桃仁 红花各10g 川芎 赤芍 牡丹皮各9g 香附 柴胡 白芷各6g 葱白3寸 蜂蜜适量

【用法】上药水煎取汁，调入蜂蜜。每日1剂，分2次代茶饮。

【功效】补肾养血生发。

【适应证】斑秃。

【来源】程朝晖，谢英彪. 谁动了我的头发. 郑州市：中原农民出版社，2010：180

当归白芍首乌蜜饮

全当归12g 生白芍 制首乌 菟丝子 白术 茯苓 黄精 制骨碎补各10g 川芎6g 熟地黄15g 代赭石30g 蜂蜜适量

【用法】上药水煎取汁，调入蜂蜜。每日1剂，分2次代茶饮。

【功效】补肾养血生发。

【适应证】斑秃。

【来源】敏涛，章巧萍，谢英彪. 精选妙用中草药减肥美容养生. 南昌：江西科学技术出版社，2006：155

🪷 当归黄精侧柏叶蜜饮

当归 15g　黄精 15g　侧柏叶 15g　楮实子 15g　芝麻 20g　核桃肉 20g　制何首乌 20g　冬虫夏草 10g　蜂蜜适量

【用法】上药水煎取汁，调入蜂蜜。每日 1 剂，代茶饮。

【功效】补肾养血生发。

【适应证】斑秃。

【来源】敏涛，章巧萍，谢英彪. 精选妙用中草药减肥美容养生. 南昌市：江西科学技术出版社，2006：155

🪷 首乌芝麻黑豆饮

制何首乌 15g　黑芝麻 15g　黑豆 20g　黄芪 15g　阿胶 15g　白术 12g　龙眼肉 12g　红枣 9g　蜂蜜适量

【用法】上药水煎取汁，调入蜂蜜。每日 1 剂，代茶饮。

【功效】滋补肝肾，益气养血。

【适应证】斑秃。

【来源】蔡鸣. 对病对症选食疗的原则和方法. 上海：同济大学出版社，2010：172

🪷 木瓜旱莲草蜜饮

木瓜 10g　旱莲草 30g　生地黄 12g　熟地黄 12g　何首乌 15g　天麻 15g　菟丝子 15g　当归 10g　白芍 15g　茯苓 12g　羌活 10g　甘草 15g　蜂蜜适量

【用法】上药水煎取汁，调入蜂蜜。代茶饮，每日 1 剂。

【功效】滋补肝肾，祛风除湿生发。

【适应证】脂溢性脱发。

【来源】孙仲伟，曾汇. 药蜜. 武汉：湖北科学技术出版社，2003：165

🪷 丹参红花白芷蜜饮

丹参 30g　红花 10g　白芷 10g　蜂蜜 20g

【用法】将丹参、白芷分别拣杂，洗净，晒干或烘干，切成片，与洗净的红花同放入沙锅，加水浸泡片刻，煎煮30分钟，用洁净纱布过滤取汁，放入容器，趁温热加入蜂蜜，拌和均匀即成。早晚2次分服。

【功效】益气活血生发。

【适应证】**脂溢性脱发。**

【来源】孙仲伟，曾汇. 药蜜. 武汉：湖北科学技术出版社，2003：165

二妙蜂蜜饮

苍术20g 黄柏10g 蜂蜜20g

【用法】将苍术、黄柏分别拣杂，洗净，晒干或晾干，切成片或切碎，同放入沙锅，加水浸泡片刻，煎煮30分钟，用洁净纱布过滤，取汁放入容器，趁温热加入蜂蜜，拌匀即成。早晚2次分服。

【功效】清热利湿生发。

【适应证】**脂溢性脱发。**

【来源】程朝晖，谢英彪. 谁动了我的头发. 郑州：中原农民出版社，2010：179

绿茶辛夷蜜饮

绿茶100g 辛夷500g 甘草50g 蜂蜜100g

【用法】将蜂蜜放入锅中熬至红色，加入碎辛夷，炒至不粘手备用。再次取辛夷花5ml，加入甘草5g，放入锅中，加水250ml，煮沸后加绿茶1g，继续加热5分钟即成。分3次饭后温服。

【功效】清热解毒，宣肺生发。

【适应证】**脂溢性脱发。**

【来源】孙仲伟，曾汇. 药蜜. 武汉：湖北科学技术出版社，2003：165

茯苓菊花茶

茯苓15g 菊花6g

【用法】将茯苓、菊花共捣碎，沸水冲泡。代茶频饮。

【功效】补脾益肾，驻颜乌发，健脾和胃，养血生发。

【适应证】**脂溢性脱发。**

【来源】韩丽萍. 皮肤病食物疗法. 上海：上海科学技术出版社，2003：150

第二节　药酒方

熟地枸杞沉香酒

熟地黄 60g　枸杞子 60g　沉香 6g　白酒 1000ml

【用法】以上加工使碎，置容器中，加入白酒，密封，每日振摇数下，浸泡 10 天后开封去渣。日服 3 次，每次服用 10ml。

【功效】补益肝肾。

【适应证】斑秃。

【来源】郭姣. 中医药营养学. 北京：中国医药科技出版社，2007：185

首乌人参酒

制何首乌 20g　当归 15g　人参 10g

【用法】上药浸泡于 1000ml 白酒中，15 天后饮用，每日 50ml，分 2 次服，连服半年至 1 年。

【功效】养血益肝，固精益肾，乌须益精，生发。

【适应证】脱发。

【来源】程朝晖，谢英彪. 谁动了我的头发. 郑州：中原农民出版社，2010：181

美髯酒

制何首乌 300g　旱莲草 90g　桑椹 60g　乌饭叶 90g　黑豆皮 90g
乌犀角 90g　冬青子 60g　熟地黄 210g　干茄花 90g　白酒 7000ml

【用法】以上诸药加工使碎，入布袋，置容器中，加入白酒，密封，隔水加热 90 分钟，取出候冷，埋于土中 7 天，取出后去渣，即成。日服 2 次，每服 10ml。

【功效】补益肝肾，清热凉血生发。

【适应证】脱发。

【来源】李春源，谢英彪. 脱发简便自疗（第 2 版）. 北京：人民军医出版社，

2011：194

🌸 首乌黑豆酒

制首乌90g　熟地黄45g　生地黄45g　天冬45g　麦冬45g　枸杞子30g　川牛膝30g　当归30g　女贞子30g　黑豆60g　白酒2500ml

【用法】以上前10味捣碎，入布袋，置容器中，加入白酒，密封，浸泡15天以上，去渣，滤过，即成。日服2次，每服20ml。

【功效】补肝益肾，乌发生发。

【适应证】**青年脱发。**

【来源】程朝晖，谢英彪. 谁动了我的头发. 郑州：中原农民出版社，2010：181

第三节　药粥方

🌸 黑豆核桃桑椹粥

红枣5枚　核桃仁　桑椹各10g　黑大豆30g　粳米50g

【用法】上述药物洗净，泡半小时后，与洗净后的粳米同煮。每日1剂。可连续食用。

【功效】补肾滋血。

【适应证】**斑秃。**

【来源】顾奎琴. 食疗美容指南. 北京：金盾出版社，1997：136

🌸 羊骨粥

羊胫骨1~2根（捣碎）　红枣　龙眼肉各10枚　糯米100~150g

【用法】加水适量，煮粥食用。可从当年冬至吃到来年立春。

【功效】温肾，补血，生发。

【适应证】**脱发。肾虚腰酸、轻度盆血。**

【来源】李春源，谢英彪. 脱发简便自疗（第2版）. 北京：人民军医出版社，2011：196

🌸 当归防风粥

当归 15g　防风 10g　大米 100g

【用法】将当归、防风分别拣杂，洗净，晒干或烘干，切成片，放入纱布袋，扎紧袋口，与淘洗干净的大米同放入沙锅，加水适量，大火煮沸，改用小火煮 30 分钟，取出药袋，继续用小火煮至大米酥烂，粥浓稠即成。早晚 2 次分服。

【功效】疏风清热，养血润燥，生发。

【适应证】脂溢性脱发。

【来源】程朝晖，谢英彪.谁动了我的头发.郑州：中原农民出版社，2010：182

🌸 松叶粥

鲜松叶适量　大米 100g

【用法】将鲜松叶洗净，切成细丝，与淘洗干净的大米一同放入锅中，加清水 1000ml 置火上烧开，熬制成粥。早晚餐食用。

【功效】轻身，益气，乌发，美颜，生发。

【适应证】脂溢性脱发。

【来源】程朝晖，谢英彪.谁动了我的头发.郑州：中原农民出版社，2010：182

🌸 疏风养血粥

荆芥 10g　生地黄 20g　熟地黄 20g　大米 100g

【用法】将将荆芥、生地黄、熟地黄分别拣杂，洗净，晾干或晒干。荆芥切成小碎段，生地黄、熟地黄切成片，同放入纱布袋，扎紧袋口，与淘洗干净的大米同放入沙锅，加水适量，大火煮沸，改用小火煮 30 分钟，取出药袋，继续用小火煮至大米酥烂，粥浓稠即成。早晚 2 次分服。

【功效】疏风清热，养血润燥，生发。

【适应证】脂溢性脱发。

【来源】程朝晖，谢英彪.谁动了我的头发.郑州：中原农民出版社，2010：183

核桃芝麻粥

核桃仁 200g　芝麻 100g　粳米 100g

【用法】将核桃仁及芝麻各研末，备用。粳米加水煮粥至七成熟，再加入核桃仁、芝麻各 30g，煮熟即可。每日分 1~2 次食用。

【功效】养血，滋阴，生发。

【适应证】脱发。

【来源】范筱悦. 食物调理防脱发. 医药保健杂志，2008，（20）：60

山楂荷叶粥

山楂 60g　荷叶 1 张　大米适量

【用法】先将前两者水煎取汁，调入大米内煮粥即可，每日 1 剂，早晚服食。

【功效】滋阴清热生发。

【适应证】脂溢性脱发。

【来源】王维恒. 脱发千家妙方. 北京：人民军医出版社，2012：21

酥蜜粥

粳米 100g　酥油 20~30g　蜂蜜 15g

【用法】先将粳米加水煮粥，沸后加入酥油、蜂蜜，文火同煮成粥即成。

【功效】补肝肾，益精血，滋阴生发。

【适应证】脂溢性脱发。

【来源】缪桂芳. 脂溢性脱发的饮食调理. 药膳食疗，2004，（1）：14

何首乌粥

何首乌 30~60g　粳米 100g　红枣 10 枚

【用法】将何首乌在砂锅里煎取浓汁后，取汁去渣，随后放入粳米、红枣，文火煮粥，常服。

【功效】补肝肾，益精血，滋阴生发。

【适应证】脂溢性脱发。

【来源】缪桂芳. 脂溢性脱发的饮食调理. 药膳食疗，2004，（1）：14

桑椹粥

桑椹 20～30g（鲜品 30～60g）　糯米 100g　蜂蜜　冰糖少量

【用法】上药共捣碎煎汤饮。

【功效】滋阴生发。

【适应证】**脂溢性脱发。**

【来源】李广瑞. 皮肤病效验秘方. 北京：化学工业出版社，2011：377

第四节　菜肴方

菠菜核桃仁

菠菜 30g　熟核桃仁 50g　食糖 15g

【用法】将菠菜洗净烫熟，切成细末，核桃仁捣烂。把菠菜、核桃末、食糖一起拌匀。每日 1 剂，分 2 次食用。

【功效】补血养发。

【适应证】斑秃。

【来源】美雯. 精选干果食疗 600 方. 北京：中国计划出版社，2005：303

首乌肝片

制何首乌 60g　枸杞子 15g　生猪肝 200g　黄瓜 200g　油　盐味精适量

【用法】将何首乌粉碎为粉末，加水 300ml 熬至约 100ml 的浓汁，放入猪肝片泡 2～4 小时；黄瓜切片。锅内放油至五六成熟时，放入肝片过滤，下葱、姜末爆香出味，倒入黄瓜片、盐、味精、少许首乌浓汁、猪肝片、发好的枸杞子，快速翻炒 3～5 分钟即成。每周宜服用 2～3 次。

【功效】补肝祛风，益精养肾生发。

【适应证】**脱发。**

【来源】李春源，谢英彪. 脱发简便自疗（第 2 版）. 北京：人民军医出版社，2011：197

萝卜缨拌马齿苋

新鲜萝卜缨 250g　新鲜马齿苋 250g

【用法】将新鲜萝卜缨、马齿苋分别洗净，控水，码齐后放入沸水锅中焯烫片刻，断生即捞出，用冷开水过凉，切成 3cm 长的段，交替匀放在盘内，加酱油、红糖、精盐、味精、香醋等作料，并淋入麻油，拌匀即成。佐餐当菜，随意服食，当日吃完。

【功效】清热利湿生发。

【适应证】脂溢性脱发。

【来源】美雯. 精选蔬菜食疗 600 方. 北京：中国计划出版社，2005：182

芝麻香酥鸽

鸽子 2 只　葱段　生姜丝　花椒　茴香　鸡蛋　面粉　芝麻　植物油　花椒盐各适量

【用法】将鸽子宰杀，去毛及内脏，洗净后去头开脊，加葱段、生姜丝、花椒、大茴香，入笼蒸烂，取出去葱、生姜和香料，去掉大骨，挂上蛋粉糊，粘上一层芝麻，放入六成热油锅中炸成金黄色时捞出，剁成条置盘中，食时蘸点花椒盐。佐餐食用。

【功效】补益肝肾，乌须生发。

【适应证】脂溢性脱发。

【来源】韩丽萍. 皮肤病食物疗法. 上海：上海科学技术出版社，2003：152

桑椹煮黑豆

黑豆 20g　芹菜 30g　桑椹 20g

【用法】将黑豆、芹菜、桑椹洗净，一同放入锅中，加水适量，共煮至豆烂，即成。日服 2 次。

【功效】养血滋阴，乌须生发。

【适应证】脂溢性脱发。

【来源】韩丽萍.皮肤病食物疗法.上海：上海科学技术出版社，2003：153

第五节　汤羹方

核桃花生猪尾汤

花生仁 150g　核桃 10 个　猪尾 1 条　陈皮 10g　精盐适量

【用法】猪尾去净毛，用清水洗干净，切成段，备用。核桃去壳，取仁，保留红棕色核桃衣，与花生仁、陈皮分别用清水洗干净，备用。沙锅内放入适量清水，煮至水沸后，放入以上全部原料，用中火炖 3 小时左右，加入精盐少许即成。佐餐食用。每日 1～3 次。

【功效】健脾补肾，益精补髓。

【适应证】斑秃。

【来源】马汴梁，毋爱君.丽人美容汤谱秘籍.北京：人民军医出版社，2000：105

首乌羊肉生发汤

制何首乌 50g　杜仲 15g　粟米 200g　核桃 4 个　羊肉 300g　红枣（去核）4 枚　生姜 2 片　精盐适量

【用法】核桃去壳，取仁，保留红棕色核桃衣。杜仲、何首乌、粟米、羊肉、生姜片和红枣用清水洗净。沙锅内加入适量水，煮至水沸后，放入以上全部原料，用中火煲 3 小时左右，加入精盐即成。佐餐食用，每日 1～3 次，每次 150～200 ml。

【功效】补肾益精，生发乌发。

【适应证】血气不足脱发。

【来源】胡敏等.药膳养生全书.青岛：青岛出版社，2006：175

生地桑椹鲍鱼汤

生地黄 25g　新鲜大鲍鱼 1 只　桑椹 50g　生姜 2 片　红枣 2 枚精盐适量

【用法】生地黄、桑椹、生姜、红枣、新鲜大鲍鱼分别用清水洗干净。生姜刮去皮，切2片。红枣去核。新鲜大鲍鱼去壳，肉切片，备用。沙锅内加入适量清水，煮至水沸后，放入以上原料，用中火炖3小时左右，加入精盐少许即成。佐餐食用，每日1~2次。

【功效】清热凉血，滋阴补肾。

【适应证】斑秃。

【来源】程朝晖，谢英彪. 谁动了我的头发. 郑州：中原农民出版社，2010：186

海带猪肾汤

猪肾1对　海带25g　精盐　味精各适量

【用法】猪肾剖开去臊腺，洗净，切块，隔水蒸熟后腌好。海带洗净后切丝，与猪肾一起放进盛水的沙锅中煮约1小时，加精盐、味精即成。佐餐食用，每日1~2次。

【功效】荣发祛风。

【适应证】斑秃。

【来源】程朝晖，谢英彪. 谁动了我的头发. 郑州：中原农民出版社，2010：186

首乌核桃炖猪脑

何首乌30g　核桃仁30g　猪脑适量

【用法】何首乌30g水煎20分钟，去渣取汁，用汁煨核桃仁30g，猪脑适量，熟后加调料服食，连汤吃尽，每日或隔日1次，直至长出新发。

【功效】补肾补脑。

【适应证】斑秃。

【来源】容淑芳. 美丽肌肤完全手册. 长春：吉林科学技术出版社，2004：176

芝麻黑豆泥鳅汤

泥鳅650g　黑豆　黑芝麻各50g　植物油　精盐各适量

【用法】黑豆、黑芝麻洗净。泥鳅放冷水中滴入植物油，养1~2天，使其排污，然后放冷水锅内，加盖，加热烫死，洗净，抹干水，下油锅内稍煎黄即起锅，铲起。把全部原料放入锅内，加适量清水，大火煮沸后，小火炖至黑豆熟烂，加精盐调味即成。佐餐食用，每日 1~2 次。

【功效】益阴健脾，养血生发。

【适应证】**脂溢性脱发。**

【来源】梁佩仪. 老中医秋季食疗汤水精选. 南宁：羊城晚报出版社，2003：106

🪷 马齿苋金针菜汤

马齿苋 60g 金针菜 30g

【用法】将新鲜马齿苋拣杂，洗净，放入温水中浸泡片刻，浸泡液与马齿苋段同放入沙锅，加水适量，用小火煮 10 分钟，加精盐、味精，再煮至沸，淋入麻油即成。佐餐当菜，随意服食。

【功效】清热利湿生发。

【适应证】**脂溢性脱发。**

【来源】韩丽萍. 皮肤病食物疗法. 上海：上海科学技术出版社，2003：153

🪷 黑豆莲藕鸡汤

黑豆 150g 莲藕 500g 老母鸡 1 只 红枣 4 枚 生姜 5g 精盐适量

【用法】将黑豆放入铁锅中干炒至豆衣裂开，再用清水洗净，晾干备用；老母鸡宰杀去毛及内脏和肥油，洗净备用；莲藕、红枣、生姜分别洗净，莲藕切成块，红枣去核，生姜刮皮切片，备用。取汤锅上火，加清水适量，用旺火烧沸，下入黑豆、莲藕、老母鸡、红枣和生姜，改用中火继续炖约 3 小时，加入精盐适量，即成。佐餐食用。

【功效】养肝补血，乌须生发。

【适应证】**脂溢性脱发。**

【来源】良石. 家庭实用最佳药膳：家常菜保健食谱. 内蒙古：内蒙古科学技术出版社，2006：62

🪷 花生衣红枣汤

花生米 100g 红枣 10 枚 红糖适量

【用法】花生米 100g 温水中泡后，取花生衣与红枣 10 枚同放入锅内，用泡花生米的水，小火煎煮约半小时，加入适量红糖即成。每日饮 3 次，饮汤食枣。

【功效】养血补血生发。

【适应证】**产后病后血虚脱发。**

【来源】潘蔚. 中医美发新说. 北京：军事医学科学出版社，2010：102

🪷 生发黑豆汤

芝麻 30g　黑豆 30g　枸杞子 12g　白糖 20g

【用法】水煮约半小时后，连汤带渣同食。每日 1 次，连服 60 天。

【功效】滋养生发。

【适应证】**脱发。**

【来源】许天兵，费兰波. 针灸美容美形大全. 北京：科学技术文献出版社，2006：448

🪷 海带豆腐汤

海带 100g　豆腐 200g　葱花　姜末　植物油　盐各适量

【用法】海带用温水泡发，洗净切片；豆腐洗干净，切大块，入沸水余一下捞出晾凉，切成小方丁；葱花、姜末入热油锅内煸香，投入海带，豆腐稍炒，加清水烧沸，改为文火续煮，加盐煮至海带豆腐入味即可。

【功效】降压减肥，益气生发。

【适应证】**脂溢性脱发。**

【来源】潘蔚. 中医美发新说. 北京：军事医学科学出版社，2010：101

🪷 首乌山药鸡汤

母鸡半只　制何首乌 50g　淮山药 15g　乌豆 200g　生姜 2 片

【用法】将用料全部洗净。用 6 碗水同原料一起放入煲内，煮约 4 小时，调味即成。每日 1 剂，早晚分服。

【功效】补气，乌须，生发。

【适应证】**脂溢性脱发。**

【来源】许天兵，费兰波. 针灸美容美形大全. 北京：科学技术文献出版社，

2006：448

川芎制首乌核桃饮

川芎 5g　制首乌 20g　核桃 30g

【用法】上药共捣碎煎汤饮。

【功效】滋阴生发。

【适应证】**脂溢性脱发。**

【来源】敏涛，李莉文．当代中医药美容妙方．北京：人民军医出版社，2003：426

芹菜黑豆桑椹子汤

芹菜 20g　黑豆 20g　桑椹 20g

【用法】将芹菜、黑豆洗净，与桑椹一起用水煎。每日 1 剂，分 2 次水煎服。

【功效】清热补虚，通窍生发。

【适应证】**脂溢性脱发。**

【注意事项】应忌食辛酸刺激食品，宜多吃牛奶、豆类、香菇、菠菜、芹菜、黑木耳等可以减轻油脂分泌、促进毛发再生的食物。

【来源】李春源，谢英彪．脱发简便自疗（第 2 版）．北京：人民军医出版社，2011：203

乌麻红枣生发汤

何首乌 20g　菟丝子 20g　红枣 5 枚　黑芝麻粉 2 匙　黑豆粉 1 匙

【用法】加水煮成汤。

【功效】养血补血，滋阴生发。

【适应证】**产后脱发。**

【来源】潘蔚．中医美发新说．北京：军事医学科学出版社，2010：167

首乌鸡蛋汤

鸡蛋 2 只　制何首乌 25g

【用法】将何首乌洗净，同鸡蛋一起煲两碗水，煲 1 小时，取蛋去壳再煲片刻即成。食蛋饮汤，每日 1 次。

【功效】补肝肾，益精血，滋阴生发。

【适应证】**产后脱发。**

【来源】李春源，谢英彪．脱发简便自疗（第 2 版）．北京：人民军医出版社，2011：203

第六节　其他食疗方

✿ 芝麻核桃糊

黑芝麻 1000g　核桃仁 500g　茯苓粉 1000g　红糖 300g　蜂蜜 300g

【用法】以上药物除蜂蜜外共研为末，拌入蜂蜜后瓶装或罐装密封备用。每日早晨取 30g 蒸熟服，服完 1 剂为 1 个疗程。

【功效】补益脾胃，养阴生发。

【适应证】**产后脱发。**

【来源】彭鹏．家庭药膳精选．四川：四川科学技术出版社，1999：440

✿ 首乌黄芪鸡蛋煲

何首乌 50g　黄芪　茯苓各 30g　鸡蛋 2 个　六味地黄丸 10g（1 枚大蜜丸）

【用法】加水 500ml 同煮，鸡蛋熟后，去壳取鸡蛋再煮约 5 分钟。吃蛋饮汤，早晚各服 1 次。

【功效】滋补肝肾生发。

【适应证】**产后脱发。**

【来源】潘蔚．中医美发新说．北京：军事医学科学出版社，2010：167

✿ 银耳鹌鹑蛋

银耳 15g　鹌鹑蛋 10 只　冰糖少许

【用法】将银耳择洗干净，上笼蒸约 60 分钟，将鹌鹑蛋用冷水煮熟，剥去皮。用小铝锅加清水和冰糖煮沸，糖溶化后放入银耳、鹌鹑蛋稍煮片刻，撇去浮沫，盛入碗内即成。食用。

【功效】滋阴益肾生发。

【适应证】**脂溢性脱发。**

【来源】缪桂芳. 脂溢性脱发的饮食调理. 药膳食疗，2004，（1）：14

❀ 乌地养发粉

枸杞子 100g　何首乌 100g　熟地黄 100g　山萸肉 100g　核桃仁 100g　黑豆 250g

【用法】枸杞子、何首乌、熟地黄、山萸肉共煮取汁，再加核桃、黑豆共煮至核桃熟烂，烘干，每次服 6g，每日 2 次。

【功效】养血，滋阴，生发。

【适应证】**脂溢性脱发。**

【来源】潘蔚. 中医美发新说. 北京：军事医学科学出版社，2010：102

❀ 核桃芝麻酥

桃仁　芝麻各适量

【用法】取核桃仁、芝麻各适量，炒熟，捣碎，放入白糖拌匀，每日早晚各服 2 汤匙，也可冲入牛奶、豆浆中食用。

【功效】滋阴生发。

【适应证】**脂溢性脱发。**

【来源】缪桂芳. 脂溢性脱发的饮食调理. 药膳食疗，2004，（1）：14